身体健康，肠道是基础

养好肠道 年轻20岁

编著 张　晔 | 解放军总医院第八医学中心营养科原主任
石玉玲 | 解放军总医院第八医学中心消化内科原护士长

 中国纺织出版社有限公司

图书在版编目（CIP）数据

养好肠道　年轻 20 岁 / 张晔，石玉玲编著 . --北京：中国纺织出版社有限公司，2021.6

ISBN 978-7-5180-7891-2

Ⅰ . ①养… Ⅱ . ①张… ②石… Ⅲ . ①调节（生理）—肠道菌群失调—基本知识 Ⅳ . ① R574

中国版本图书馆 CIP 数据核字（2020）第 222533 号

责任编辑：傅保娣　　责任校对：高　涵　　责任印制：王艳丽

中国纺织出版社有限公司出版发行

地址：北京市朝阳区百子湾东里 A407 号楼　邮政编码：100124

销售电话：010—67004422　传真：010—87155801

http://www.c-textilep.com

中国纺织出版社天猫旗舰店

官方微博 http://weibo.com/2119887771

北京通天印刷有限责任公司印刷　各地新华书店经销

2021 年 6 月第 1 版第 1 次印刷

开本：710×1000　1/16　印张：12

字数：199 千字　定价：49.80 元

前言

我们现在的生活节奏很快，人们经常忙于工作，往往就会忽视自己的身体健康状况。古语有云"民以食为天"，吃对每个人来说都很重要。而吃完之后，如何消化，如何吸收，这个关键的过程少不了肠道。肠道健康了，身体才能更好地吸收营养，才能更健康，才能保持青春活力。

肠道对我们这么重要，那么平时生活中我们就要多关心爱护它。要关心爱护肠道，就要熟悉它，这样才能让自己的关心爱护用对地方，让肠道体会到。肠道对身体来说可不是一个只会放屁和排便的管道，而是身体健康的"一面镜子"，因此，时刻关注肠道状况，有利于自身健康。下面就来简单说说肠道的那点事。

肠道是人体最大的消化器官和排泄器官，包括了人体 70% 的免疫系统，它如果受损，整个免疫系统都会处于崩溃边缘。此外，肠道有自己独立的运作中心，即使出现一些问题，也能继续控制整个内脏系统的运作。但我们也不能因此忽视它，不然我们的情绪就会受到影响，一个感觉不好的肠道会让我们感觉沮丧，严重时还会带来很多疾病，而一个健康、营养良好的肠道会大大地改善我们的情绪。

肠道健康了，人体免疫力才会提高，生病才会少，身体各个系统才能更有效运行，皮肤和身材会更好，人更显年轻。肠道如此重要，我们怎能不好好养护呢？那么，现在就一起开启神奇的肠道之旅吧！

编者

2020 年 11 月

目录

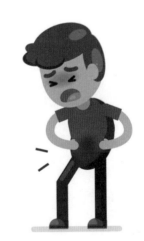

第二章　菌群有益平衡，决定肠道健康

第三章　要想"肠"舒服，就要吃对吃好

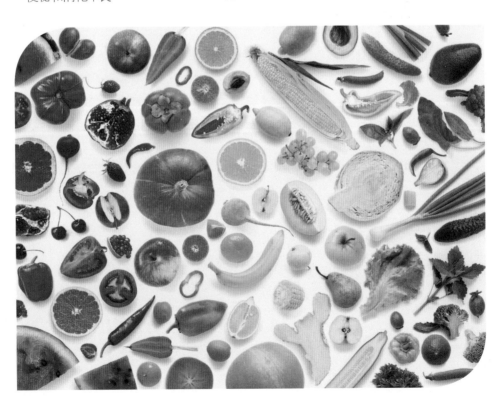

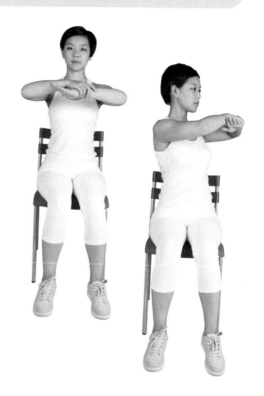

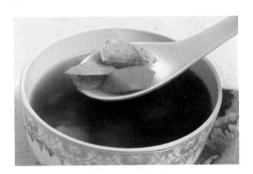

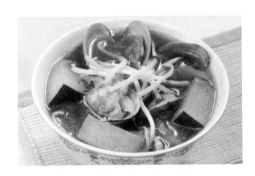

肠道——
人体的"第二大脑"

看图识肠

一图读懂肠道

肠道是人体最大的消化器官和排毒器官，包括小肠、大肠、肛门、肠液和肠道菌群5部分。

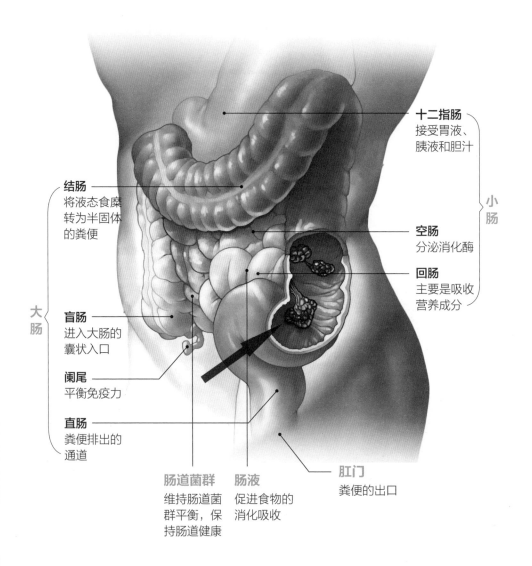

十二指肠
接受胃液、胰液和胆汁

小肠

空肠
分泌消化酶

回肠
主要是吸收营养成分

结肠
将液态食糜转为半固体的粪便

大肠

盲肠
进入大肠的囊状入口

阑尾
平衡免疫力

直肠
粪便排出的通道

肠道菌群
维持肠道菌群平衡，保持肠道健康

肠液
促进食物的消化吸收

肛门
粪便的出口

小肠，人体的营养加工厂和集散地

食物在胃中完成初步消化后，就会进入小肠。食物在小肠里会被消化分解，大部分营养物质是经过小肠的吸收，输送到全身各个器官组织，所以小肠被认为是人体营养的加工厂和集散地。

小肠的构成

小肠由十二指肠、空肠和回肠组成。

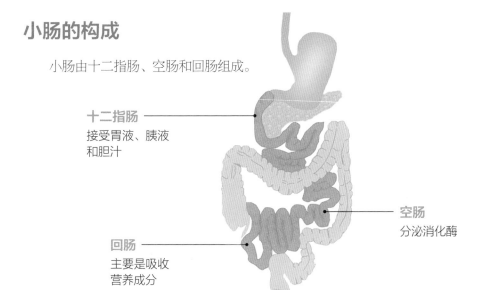

十二指肠
接受胃液、胰液和胆汁

空肠
分泌消化酶

回肠
主要是吸收营养成分

小肠是消化吸收的主要场所

小肠作用

1. 营养加工厂：食糜从胃到小肠后会停留一段时间，以便小肠进行充分消化，并吸收营养物质。

2. 营养集散地：经过消化的食物变成营养物质，在小肠被吸收，剩余的残渣被推向大肠。

小肠"喜欢"协同工作

小肠的工作是在身体其他消化器官的配合下完成的。在小肠液、胆汁、胰液等共同作用下，食物中的淀粉最终消化分解为葡萄糖，蛋白质最终消化分解为氨基酸，脂肪最终分解为甘油和脂肪酸。接下来，各种营养成分会被小肠绒毛上的毛细血管吸收，直接进入血液，而食物残渣、矿物质和部分水分等借助小肠的蠕动被推入大肠，至此，小肠内的消化吸收过程就完成了。

大肠，人体内的 "垃圾中转站"

食物经过小肠后，消化和吸收过程基本完成。食物残渣、水和电解质进入大肠。经过进一步的吸收，这些物质会转成粪便排出体外。

大肠的构成

大肠由盲肠（包括阑尾）、结肠和直肠（包括肛管）组成。

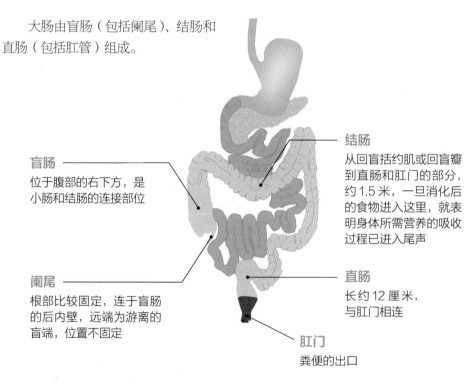

结肠
从回盲括约肌或回盲瓣到直肠和肛门的部分，约 1.5 米，一旦消化后的食物进入这里，就表明身体所需营养的吸收过程已进入尾声

盲肠
位于腹部的右下方，是小肠和结肠的连接部位

阑尾
根部比较固定，连于盲肠的后内壁，远端为游离的盲端，位置不固定

直肠
长约 12 厘米，与肛门相连

肛门
粪便的出口

大肠是暂时储存粪便的场所

形成、排泄粪便	吸收食物残渣中的水分、维生素和矿物质，形成、储存和排泄粪便
预防便秘	由大肠黏膜上皮和大肠腺中的杯状细胞分泌黏液，黏液 pH 为 8.3~8.4，呈碱性，能保护肠黏膜和润滑粪便，以便顺利将粪便排出体外，预防便秘的发生

肠液是营养转化的"功臣"

　　肠道能够快速地消化食物，不仅要依靠肠道的蠕动，而且要依靠肠液来完成。肠液包括小肠液和大肠液，但大肠液主要成分为黏液、碳酸氢盐和少量的酶，对消化意义不大。小肠液是指小肠黏膜腺分泌的消化液，含有多种酶，能进一步消化食物中的糖类、脂肪、蛋白质等。

小肠液的作用

　　小肠液是由幽门和十二指肠乳头之间的肠黏膜下层内的十二指肠腺和分布于全部小肠的黏膜层内的小肠腺分泌的。成人每天分泌量：1.0 ~ 3.0升。pH：7.8 ~ 8.0。主要成分：碱性黏液、溶菌酶、IgA、IgM、富含碳酸氢根离子的分泌液、胰蛋白酶原。

大肠液的作用

　　大肠液由大肠黏膜表面的柱状上皮细胞和杯状细胞分泌，pH 为 8.3 ~ 8.4，但对消化的作用不大，主要是通过黏液蛋白保护肠壁黏膜和润滑粪便，并帮助粪便成形。

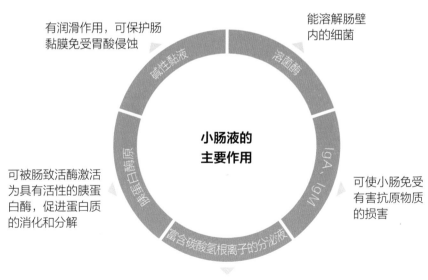

有润滑作用，可保护肠黏膜免受胃酸侵蚀　碱性黏液

能溶解肠壁内的细菌　溶菌酶

小肠液的主要作用

IgA、IgM　可使小肠免受有害抗原物质的损害

胰蛋白酶原　可被肠致活酶激活为具有活性的胰蛋白酶，促进蛋白质的消化和分解

富含碳酸氢根离子的分泌液　可以中和胃酸，使十二指肠内呈弱碱环境，为小肠内多种消化酶提供合适的 pH 环境

肠道菌群，
人体中最奇妙的"生态圈"

肠道菌群是人体肠道内的正常微生物，约有 10 万亿个细菌，500～1000 个不同的种类。在正常情况下，各种细菌处于和平相处的状态，菌群之间维持一定的生态平衡。但如果这种生态平衡被打破，就会影响身体健康，进而导致生病。所以，维持肠道菌群的平衡有利于身体健康。

肠道菌群的分类

肠道内数目庞大的菌群，大致可分为三大类：有益菌、有害菌和中性菌。它们按照一定的比例组合，从而相互制约、相互平衡。

肠道菌群的变化

肠道菌群不是人与生俱来的，它会随着年龄发生变化。

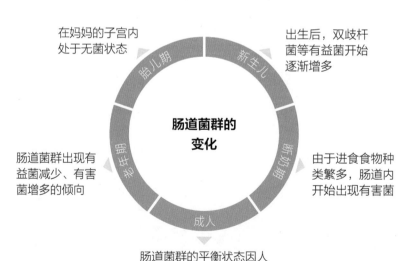

在妈妈的子宫内处于无菌状态

出生后，双歧杆菌等有益菌开始逐渐增多

胎儿期

新生儿

断奶期

由于进食食物种类繁多，肠道内开始出现有害菌

老年期

肠道菌群的
变化

成人

肠道菌群出现有益菌减少、有害菌增多的倾向

肠道菌群的平衡状态因人而异，会受生活方式、饮食习惯等因素的影响

肠道疾病，能在生活习惯中找到根源

扫一扫，看视频

无规律的饮食

不吃早餐、高能量的饮食习惯或暴饮暴食，都会打乱肠道正常的消化规律，诱发或加重相应的肠道疾病。

以高脂肪食物为饮食重点

过量食用动物性食物可能增加大肠恶性肿瘤的发生率，因为过多的饱和脂肪会促使胆汁分泌加快，而胆汁在进入肠道后，其中的初级胆汁酸在肠道厌氧细菌的作用下会转变成脱氧胆酸及石胆酸，这两种物质均是促癌剂，可以促使肠道黏膜癌变。

有抽烟习惯、饮酒过量

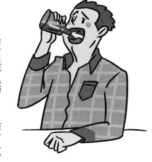

吸烟可使肠道运动功能紊乱，造成蠕动亢进或抑制，加重腹泻或便秘的症状。此外，饮酒过量会导致肠道内有益菌减少，有害菌增多，打乱肠道菌群平衡，诱发肠道疾病。

有熬夜习惯、睡眠常不足

在睡眠中，副交感神经处于优势地位，能让大肠的蠕动变得活跃。如果经常熬夜或睡眠不足的话，就会导致自主神经功能失调，引发排便异常。

压力大

肠道和大脑之间有着密切的联系。当感受到精神上的巨大压力时，肠道就会因紧张而痉挛，从而导致便秘或腹泻等情况。

运动量不足

肠道的前后分别是腹肌和腰大肌，一旦运动量不足，就会造成腹部和腰部肌肉衰退。长此以往，容易导致肠道蠕动减慢，甚至影响正常的排便。

疏于进行详细检查

有些人认为便秘、腹泻不是什么大事，因此错过了治疗重大疾病的绝佳时机。此外，当医生建议做进一步详细检查时，一定要照做。

排便是肠内净化的第一步

体内大部分的毒素是通过粪便排出的

小肠里集合了来自唾液、胃液、十二指肠液、胰液、胆汁和小肠自身所分泌的消化液，且负责营养的消化和吸收；大肠主要负责吸收水分，帮助粪便成形，且运往乙状结肠堆积。而大脑必须与胃、肠道、肛管等消化器官紧密联系，产生排便运动，促使肠内堆积的毒素随着粪便排出，进而保持肠道干净。

体内废物排出的途径

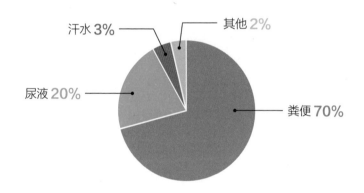

由此可知，体内废物主要是通过粪便排出体外，保持肠道清洁的。下面来了解一下排便机制。

| 进食 | 1 食物进入胃肠后，结肠整体会产生强烈的收缩运动——结肠内的粪便移动到直肠 | 2 大脑发出便意信号——腹肌持续收缩，将粪便推向直肠——直肠收缩、肛门括约肌收缩 | 3 粪便会配合肛门括约肌的松弛，从肛门排出体外——将粪便从肛门排出体外 |

如果上面三个步骤中的任何一个出现问题，那么都不能正常排便，也就不能保持肠道干净。所以，保证正常的排便是肠内净化的第一步。

大脑和肠道，谁在指挥谁

肠道不仅负责消化吸收食物和排泄废物，而且拥有数不胜数的神经和多种身体其他部位没有的特殊神经。可以与之媲美的只有大脑。所以，肠道的神经网络系统也被称为"第二大脑"。

肠道能影响大脑

如果大脑是"中央指挥部"的话，肠道就是它在地方的"外派专员"，通过迷走神经（它穿过横膈膜，从肺和心脏间穿过，紧贴着食管向上穿过喉直达大脑）这条"电话专线"与之连接。

大脑需要足够的信息才能对身体的动向做出全面的判断，但它处于指挥部的位置，几乎与外界隔离。而肠道处于基层一线，每天收集大量的信息传递给大脑，但光靠庞大的神经系统还不够，还必须依靠肠道表面的感觉器官。只有这样才能保证大脑做出正确的判断。

压力和肠道是互相牵制的

在肠道和大脑交流的信息中，压力很可能是它们之间最大的阻碍信息。大脑在遇到紧急问题时，会借助一些额外的力量去解决这些问题，而肠道就是首选。大脑通过交感神经通知肠道身体处于紧急状态，需要协助。这时，肠道会通过减少消化所用的能量，减少产生的黏液，降低肠道系统的血液循环积极配合。

但这种情况只是暂时的，如果大脑总是给肠道下达这种紧急信号，那么肠道总有受不了的一天，为了避免接受这种没完没了的紧急信号，肠道也会向大脑传输"反抗"的信号，如没有胃口、浑身不舒服、拉肚子等，这些都可能是肠道为了给大脑供给能量，而尽量减少消化所需的能量导致的。

由此可知，大脑和肠道无所谓谁指挥谁，而是互相影响的。

> **肠道健康与否影响你的情绪**
>
> 肠道和大脑的合作始于婴幼儿时期，它们共同构建了婴儿大部分的感官世界，让其对"自我"有了认知。随着婴儿的慢慢长大，这种联系越来越紧密。如果肠道出现问题，就会导致人情绪低落，而一个健康的肠道，则有利于改善人的情绪。

定期检查肠道

定期做肠道检查可以及早发现肠道疾病，抓住治疗的最佳时机。目前，肠道检查主要包括肠镜检查、便常规检查。

肠镜检查

肠镜检查是目前诊断大肠黏膜病变的最佳方法。它是把肠镜循腔由肛门插入到直肠、乙状结肠，再依次进入降结肠、横结肠、升结肠到达回盲部，通过安装在肠镜前端的电子摄像探头将结肠黏膜的图像传输到电子计算机处理中心，然后显示于监视器屏幕上，可以观察到大肠黏膜的微小变化，是从黏膜观察结肠病变的检查方法。

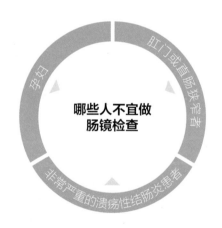

孕妇

肛门或直肠狭窄者

**哪些人不宜做
肠镜检查**

非常严重的溃疡性结肠炎患者

肠镜检查的准备工作

肠镜检查成功与否的关键是肠道的清洁度。如果检查时肠道留有很多粪便，就会影响进镜和观察，甚至不能完成全大肠的检查。临床上最常用、最可靠、最安全的清肠方法是口服泻药，但很多做肠镜的人会选择在家里进行清肠准备，具体方法如下。

1. 做肠镜检查前3天应吃少渣食物，检查前1天进流食，检查当天不吃早餐。

2. 检查前4小时应遵医嘱使用导泻药，排空大便，以免检查时有大便干扰。此外，服用导泻药后要来回走动，轻揉腹部，加速排便速度。

3. 等到排出清水样便时即可，且清肠后应严格禁食。

检查流程

一般来说，肠镜检查所需时间在 30 分钟左右，具体流程如下。

1.清肠准备。

2.脱去裤子，穿上肠镜检查专用的开裆裤，侧躺在检查床上，全身放松。

3.医生将带有摄像探头的细管从肛门插入肠道，并不断往里推进。为了方便肠镜进入，在推进过程中会加气扩充肠道，所以会有较强的肚胀感觉。当肠镜到达检查部位时，就会在一旁的监视器屏幕上看到肠道内的情况。如果需要，医生还会利用肠镜在肠道取样进行下一步的活检。

4.检查完毕。取活检后应绝对卧床休息，3 天内勿剧烈运动，不做钡灌肠检查。

便常规检查

便常规主要是检查整个消化系统是否正常运转，能对肠道是否有炎症或感染做出正确的判断，主要包括性状检查、显微镜检查、寄生虫检查和化学检查。

性状检查

检查项目	指标意义
外观形态	• 水样便：多见于急性肠道传染病、急性肠炎、婴幼儿腹泻、食物中毒等 • 蛋花汤样便：常见于婴幼儿腹泻 • 脓血便：常见于急慢性痢疾、结肠癌、直肠癌等 • 黏液便：多见于慢性结肠炎、过敏性结肠炎等 • 细条状便：可能见于直肠狭窄 • 羊粪样便：可能是习惯性便秘等 • 泡沫便：可能是进食糖类过多 • 油花便：粪便中浮有"油花"，多是进食脂肪类过多导致的消化不良
外观颜色	• 黑色便：可能是上消化道出血 • 鲜红便：多见于下消化道出血，如痔疮、结肠癌、肠息肉等 • 绿色便：多是肠道蠕动过快，胆绿素在肠内尚未转为粪胆素所致，如婴幼儿急性腹泻等 • 果酱色：多是肠套叠、阿米巴痢疾等 • 灰白色：常见于完全性胆道阻塞等

显微镜检查

显微镜检查也是一个重要项目，因为粪便性状正常，并不能代表显微镜下不会有异常发现。显微镜检查的目的就是发现其中隐藏的有诊断价值的秘密。

检查项目	指标意义
红细胞	• 大部分红细胞破坏，比较难见到：提示上消化道出血 • 红细胞易见，红白细胞同时出现：提示下消化道出血，如溃疡性结肠炎、结肠癌、直肠息肉、痢疾等 • 红细胞多于白细胞，且伴有粘连：提示阿米巴痢疾 • 红细胞少于白细胞，且分散存在，形态较为正常：提示细菌性痢疾
白细胞	• 白细胞量少，且分散出现：提示肠炎 • 白细胞增多或成堆出现：提示细菌性痢疾 • 白细胞增多，且嗜酸性粒细胞增多：提示肠道寄生虫病
淀粉颗粒	• 可能见于腹泻、慢性胰腺炎、胰腺功能不全、消化功能不良
脂肪滴	• 脂肪增多见脂肪泻：胰腺炎、儿童腹泻、阻塞性黄疸等
寄生虫卵或虫体	• 患寄生虫病时可检得相应的寄生虫卵等

化学检查

医院进行的粪便化学检查主要是粪便隐血试验，对消化道出血的诊断有重要价值，是消化道恶性肿瘤早期诊断的一个筛选指标。一般建议，40岁以上的成年人每年做一次隐血试验，作为健康筛检。

检查项目	参考值	指标意义
粪便隐血	阴性（－）	• 阳性（＋）：提示可能胃肠道恶性肿瘤、溃疡病、肝硬化等引起的消化道出血 • 间断性阳性（＋）：提示消化道溃疡或痔疮 • 持续性阳性（＋）：提示消化道癌症
粪胆红素	阴性（－）	• 阳性（＋）：提示溶血性黄疸、肝性黄疸等
粪胆素和粪胆原	阳性（＋）	• 阴性（－）：粪胆素含量减少，表明有胆道梗阻

第一章

豆蔻年华还是年老色衰，肠道很关键

如此重要的"第三年龄"，你了解多少

扫一扫，看视频

很多人喜欢把年龄分为生理年龄和心理年龄，以此作为留住青春的借口。然而，多数人不知道，除了生理年龄和心理年龄，人体还有"第三年龄"。

什么是"第三年龄"

"第三年龄"，专家称之为"肠道年龄"，是指随着人体生理年龄的增长，肠道内有益菌和有害菌之间势力分布变化的阶段反映。虽然还不能精确到具体年龄段的肠道菌群平衡应达到何种程度，但可以肯定肠道菌群的变化与人的年龄有关，即有害菌群比例升高会加速人体的衰老，导致疾病的发生，缩短寿命。所以，通过肠道内各种菌群的平衡程度，可以判断肠道的老化状态及生活疾病的发病概率。

肠道是人体最重要的消化器官

因为人体所需的营养物质大约有 80% 由肠道消化，100% 靠肠道吸收，也就是食物的消化和吸收大都在肠道内完成。所以，只有肠道正常工作，才能为身体提供充足的营养物质，保证身体健康。

肠道菌群决定人体的"第三年龄"

肠道内分布着有益菌、有害菌和中性菌三种菌群，它们相互制约、相互影响，维持着肠道健康，进而决定人体的"第三年龄"。正常情况下，肠道内菌群处于平衡状态，人体的"第三年龄"是较为年轻的。一旦肠道菌群失衡，身体就会出现多种疾病，如腹泻、免疫力低下、厌食、疲劳、上火、早衰等，说明人体"第三年龄"较为衰老。所以，肠道菌群决定人体的"第三年龄"。

肠道几岁了，
豆蔻年华还是年老色衰

想知道自己肠道的年龄吗？做完下面的测试，就可以轻松判断自己的肠道是豆蔻年华还是年老色衰。

测试内容

请在符合自身情况的方框里打钩。

生活习惯

☐ 经常吸烟或饮酒

☐ 经常熬夜或加班

☐ 皮肤常常龟裂或起疹子

☐ 经常失眠，觉得睡眠时间不够

☐ 经常郁闷、苦恼，心情不愉快

☐ 总是坐着，很少运动

☐ 心理压力特别大

☐ 看起来比实际年龄老

饮食习惯

☐ 不吃早餐

☐ 吃早餐时总是很匆忙，来不及充分咀嚼

☐ 三餐饮食没有规律

☐ 经常喝浓茶、可乐或咖啡

☐ 经常在外面吃饭

☐ 挑食，忌食很多食物

☐ 很少吃水果、蔬菜

☐ 特别爱吃肉食

☐ 不喜欢喝牛奶和酸奶

排便情况

☐ 经常便秘

☐ 排出的粪便很硬

☐ 有时会排出软便

☐ 排出的粪便直接沉到马桶底部

☐ 口臭

☐ 感觉粪便没有排完

☐ 排出球状的粪便

☐ 粪便颜色偏黑

☐ 粪便有恶臭

诊断结果

6 项或 6 项以下：肠道年龄 20 岁，肠道功能正常，正处于豆蔻年华。肠道健康维持得非常好，请继续保持！

7~11 项：肠道年龄 45 岁，肠道略老化，健康状况亮起黄灯。稍微努力一下，肠道健康状况会更好。

12~16 项：肠道年龄 70 岁，肠道已经老化，处于年老色衰期，健康等待救援，必须多努力才能让肠道保持健康。

17 项或 17 项以上：肠道年龄 95 岁，肠道极度老化，健康亟待抢救，肠道健康令人担忧，请积极改善符合的项目。

肠道年龄影响人体老化程度

肠道年轻有利于肠内营养物质的消化和吸收，也有利于废物的排出。而肠道老化，会导致食物的消化吸收不能正常进行，毒素沉积肠道，加速人体老化的程度，主要有以下影响。

影响容颜

肠道老化会使肠道内废物难以排出，导致新陈代谢变差，不利于减肥目标的实现。而肠道环境恶化会导致肠黏膜干燥，使肠道过度吸收引起过敏的蛋白质，加重过敏症状。

肠道老化会加速有害菌群的繁殖，导致有害物质无法排出，从而经血液循环至全身，使得青春痘、皮肤干燥加重。

降低记忆力

很多人认为，年龄增长是记忆力衰退的主要原因，其实肠道年轻与否也会影响脑部辨识能力。因为年轻的肠道能为脑部提供充足的营养，促进脑部细胞的活动，保持良好的记忆力；而老化的肠道不能为脑部提供充足的营养，使脑部运转减慢，进而导致记忆力下降，所以肠道年龄年轻与否也影响人的记忆力。

降低抵抗力

肠道老化会抑制有益菌的繁殖，增加有害菌繁殖，导致细菌、病菌等侵入，影响肠道正常的消化吸收，进而降低身体的抵抗力。

精神消沉

肠道就像"第二大脑"，操纵着肠道蠕动、血液流速、消化液分泌和各种激素，与大脑一起控制着身体。如果肠道出现问题，就会在一定程度上导致人精神消沉，进而影响身体健康。

由上可知，肠道年龄影响人体老化程度。

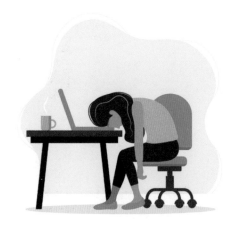

肠道老化的 7 大警讯

警讯 1：腹泻

腹泻是指排便时粪便呈水状或泥状，伴随着大量水分排出，当粪便中的水分超过 90% 时，就是明显的腹泻症状。

引起方面	具体原因
饮食不干净	一般腹泻在吃了不干净的食物后出现，因为食物中细菌会导致肠道内病原菌迅速繁殖，且不断刺激肠道黏膜，使肠道无法吸收，这时肠道就会通过腹泻的方式将食物残渣排出，所以腹泻常常是肠道自我保护的防御措施
消化不良	如果经常暴饮暴食，大量摄取高蛋白、难以消化的食物，这些食物就会在肠道内腐败和发酵，不断刺激肠道黏膜，从而引起腹泻
精神紧张	当人体承受巨大压力时，自主神经功能会出现异常，导致肠道蠕动紊乱，从而引起腹泻
患某些疾病	溃疡性结肠炎或大肠癌等会导致肠道黏膜异常，无法正常吸收水分，因此会经常腹泻

警讯 2：胀气

胀气是肠道中无法消化的食物腐败后形成的一种气化生理反应。这些气体含有毒素，如果体积过大，会进入血液引起中毒。此外，如果这些气体无法从肠道排出去，就会流回到胃里，引起胃部和肠部扩张，导致打嗝。打嗝很容易将毒素气体推至口中，产生难闻的臭味和酸味。

警讯 3：口臭

引起口臭的原因主要有三个。

第一，长期便秘会使腹部堆积宿便，宿便在有害菌的作用下，会产生各种毒素。毒素扩散到口腔和鼻咽部，可能引起与口腔相关的疾病，并引发腐败性的口臭，而且毒素还会侵害人体的中枢神经，导致免疫功能失调、代谢紊乱，从而加重口臭。

第二，消化不良引发的肠胃疾病，也会导致口臭。

第三，蔬果摄入太少，喜欢吃油炸或重口味的食物，会导致肠道因无法排出宿便而引发毒素，进而侵害消化系统，引发消化不良或慢性炎症，从而出现酸臭性口臭。

警讯 4：头痛

大量摄入高蛋白、高脂肪、高糖的食物，会导致肠道环境酸性化，使得肠内有害菌活跃，产生大量有害物质（如硫化氢等），这些有害物质通过血液流到身体各部位，而携带大量毒素的血液无法运送充足的氧气到脑部，脑部就会缺氧，从而引发头痛等症状。

警讯 5：身体酸痛、疲劳

明明没有伏案工作，却出现肩膀酸痛症状；走一点路或爬一小段楼梯，就产生疲劳感；上班时缺乏活力，坐下就想睡……如果出现以上症状，就要特别小心了，可能是肠道老化引起的身体酸痛症状找上你了，且很难在短时间内消除。

警讯 6：暴躁、抑郁

便秘会影响人的情绪，使精神压力增大。因为便秘会产生大量的宿便，进而产生各种毒素，这些毒素会使人情绪暴躁、抑郁。反之，习惯性的负面情绪，会破坏肠道菌群的平衡，不断增加肠道有害菌的数量，因此肠道菌群的平衡会进一步恶化，除了便秘，其他的警讯也会相继出现。

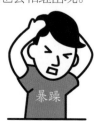
暴躁

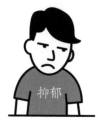
抑郁

警讯 7：皮肤粗糙、暗沉

皮肤能保护内脏和调节体温，也是人体最重要的排毒器官。堆积在肠道中的毒素无法从粪便中排出，就会渗入血液，进入皮肤，通过皮肤表层排出，从而引起皮肤暗沉、黄褐斑等各种皮肤症状。

引起原因	原理	引起皮肤问题
吃肉太多	体液呈酸性，乳酸和尿素增多，乳酸分泌到皮肤表面，酸性物质就会侵蚀皮肤表层	皮肤粗糙，失去弹性
宿便堆积	促进毒素被肠壁吸收，导致肠道代谢紊乱、内分泌失调	肌肤失去光泽，出现各种色斑
肠胃代谢不良	高脂肪、高蛋白饮食，会使肠道堆积过多的毒素，并随着血液进入血管中，且试图通过皮肤毛孔排出毒素	面疱、暗疮
暴饮暴食	导致肠道消化吸收能力减弱，营养无法运送到身体各部位，使得头部皮脂腺功能失调	头发干燥、枯黄

养好肠道，容颜衰老慢下来

肠道产生问题就像下水道被堵塞，会加重肝脏等排毒系统的负担，导致整个"下水道"恶臭和腐败，所以肠道健康问题不仅影响肠道本身，它还可能影响容颜，如出现色斑、皱纹等。所以养好肠道，有利于防止容颜衰老。那么如何养好肠道呢？

一日三餐不可少

早餐	一定要吃，进食速度不宜过快，要保持在 10 分钟以上
午餐	吃饭时间最好固定，不宜暴饮暴食
晚餐	最好吃清淡点，以粗粮为首选

每天喝 1500~2000 毫升白开水

每天喝 1500~2000 毫升白开水，是最直接、最健康的清肠方式。

晨起空腹饮水

晨起喝一大杯温开水，有利于排出肠道内的毒素和垃圾，相当于给肠道洗一次澡，使肠胃呈现最佳的状态。

空腹饮用淡蜂蜜水

蜂蜜具有解毒和软便的作用，空腹饮用蜂蜜水，既可以补充水分，又能给肠道增加养分，同时抑制肠道有害菌增多。

适度运动激活肠道

每个人可以根据自己的体质选择适合自己的运动，如腹式深呼吸、腹部按摩等，既能锻炼腹肌，促进肠道蠕动，加速粪便排出，又有利于肠道菌群平衡，防止肠道老化。

晨起定时排便

养成晨起定时排便的习惯对保持肠道顺畅很重要，即使没有便意也要去。如果没有便意可轻揉肚脐，直至感到便意为止。

保持愉悦的心情

在人的消化道内壁有一个非常复杂的神经网络，它有自己的喜、怒、哀、乐。长期压力过大、过度紧张、抑郁、焦虑等不良情绪，可能引起肠道功能紊乱。因此，学会调控自己的心情，有利于肠道内环境的稳定，保持肠道年轻。

增强肠道免疫功能，远离过敏

许多过敏现象会从皮肤表现出来，因此，有人认为过敏是一种皮肤疾病。事实上，只有部分过敏现象会通过皮肤表现出来，过敏的本质是一种免疫系统疾病。

正常人体内有一套生理保护性免疫反应系统，一旦有类似致病菌的外来物质侵入人体，免疫系统会立即做出反应，调动淋巴细胞产生免疫球蛋白，将抗原中和或消化。但这个过程会伤害机体的一些正常细胞、组织和器官，引起局部或全身性的反应，通常表现为皮肤瘙痒、红斑、水肿等，即为过敏。

肠道能够智慧分辨"敌我"

肠道的基本功能是消化和吸收养分。但是，从口腔进入人体的物质并不都是养分，还混杂部分有害物质。那么，肠道内的免疫防护系统是怎样分辨有益物质和有害物质呢?

肠道免疫系统 ▶ • 感知细菌逼近
• 感知食物逼近

肠道免疫系统 ▶ • 分泌免疫球蛋白 A，去攻击细菌
• 分泌免疫球蛋白 E 或 G，试图去分解这些食物

如果肠道免疫系统判断失误，食物养分通过小肠黏膜时，会被免疫细胞当成对人体有害的物质加以攻击，分泌过多的免疫球蛋白 A，就会出现瘙痒、红斑等过敏现象。

所以，肠道免疫系统时刻处于紧张状态，既要警惕各种细菌、病毒侵入，又要仔细辨认是不是养分，如果是，就要发动"免疫耐受"机制，让这些养分顺利进入体内，避免引起过敏。

通过饮食增强肠道免疫功能，远离过敏

补充维生素 C

维生素 C 能减轻身体内化学传导物质——组胺释放造成的过敏现象。富含维生素 C 的食物有菠菜、青椒、柠檬、猕猴桃、木瓜等。

多摄取 ω-3 脂肪酸食物

ω-3 脂肪酸能够抑制身体产生炎症和过敏反应。富含 ω-3 脂肪酸的食物有秋刀鱼、鲑鱼、沙丁鱼、亚麻籽油等。

补充益生菌

人体 70% 的淋巴免疫系统在肠道，适度补充有益菌，如酸奶等，能增加肠道内有益菌，提高肠道黏膜免疫力。

肠道负责人体 70%以上的免疫力

　　肠道的主要功能是消化吸收，但也是人体最大的免疫器官，负责人体 70%以上的免疫力。这主要是因为肠道有如下免疫功能。

肠道有人体 70%以上的免疫细胞

　　肠道虽然位于人体内部，但其实是上至口腔，下至肛门的一条 9 米多长的"管子"，是什么都能进出的通道，是身体免疫系统的第一线。因为人体 70%以上的免疫细胞位于肠黏膜上，所以肠道免疫屏障对抵御细菌、病毒，以及维持肠内环境稳定有重要作用。

肠道中双歧杆菌有催化免疫的作用

　　肠道内双歧杆菌占优势，能促进肠道蠕动，分解有害和有毒物质，进而提高肠道的免疫能力，抑制有害菌繁殖，增强肠道免疫力。

肠道是人体最大的排毒器官

　　正常人每天摄入的食物中，除人体必须吸收的营养之外，其余都会变成粪便。如果肠道健康的话，粪便在形成"宿便"或"毒垢"前就会顺利排出体外，从而避免得病。

肠道是个巨大的"药品加工厂"

　　身体的自愈能力非常强大。德国国家科研机构在一份报告中称："如果将能治疗疾病的物质称为'药'的话，那么人体自身可产生 1 万多种药，且这些药 70%以上是在肠道内。"

　　由此可知，肠道功能的好坏，直接关系到人体免疫力的强弱，影响着人体健康。因此，保护好肠道，对健康和长寿有着十分重要的意义。

情绪不良殃及肠胃

情绪变化对肠胃功能的影响非常大。有些胃病和人的情绪密切相关，当一个人长期出现悲观、失望、挫败等压抑性情绪时，其肠胃也会变得抑郁，出现食欲缺乏、嗳气、打嗝、早饱、饱胀等症状，严重的会发展为胃溃疡、慢性胃炎、功能性消化不良等。

肠胃也有感情

人们都有这样的感受：心情好的时候，即使粗茶淡饭，也吃得特香；忧愁的时候，纵有山珍海味，也味同嚼蜡。如果心情忧郁，多愁善感，或整日思虑过度，吃饭就不香，还会感到腹胀。

事实上，肠道是人体的"第二大脑"，调控着肠胃蠕动、血液流速、消化液分泌和各种激素，与大脑一起控制着身体。很多肠道疾病和人的情感经历相关。

肠胃不高兴需要安慰剂

一杯热饮，淡茶、牛奶……这些温热液体进入身体后，肠胃会得到一种满足感，减轻不良情绪对消化系统的影响，同时也感到舒服了。

一份甜点，甜味是人最初、最本能的味觉。吃甜食时，身体会感到快乐和受到鼓励。所以，当没有胃口时，可以吃甜点来安慰自己。

和喜欢的人在一起，心情不好时找闺中密友聊聊天，或者一起做点什么，烦躁的情绪就会消减很多。

小妙招让肠胃健康快乐起来

1.进餐时只关注食物，排空不良情绪。吃饭时只关注食物本身的味道、口感，这样既有利于吸收到更多的营养，还能分散积聚的不良情绪，让肠道快乐起来。

2.经常运动，促进身体产生快乐激素。经常运动，身体能量通过这个方式得到宣泄，那么分配到不良情绪的能量就相对减少，且运动还能促进身体分泌一种"快乐激素"，有助排解原本的不快。

宿便的危害大

人的肠道有9米多长，且褶皱多，平均每隔3.5厘米左右会有一个弯折。即使我们每天都排泄，也会有一些食物残渣滞留在肠道褶皱内。它们在肠道细菌的作用下干结、腐败、发酵，时间长了，这些食物残渣可以形成厚5～7厘米的黑色物质，牢牢地粘连在肠壁上，影响我们的身体健康。

有人说"一日不排便，胜抽三包烟"，也是反映宿便对身体的危害之大。宿便有以下8大危害。

降低人体免疫力	宿便产生的肠道毒素会被人体吸收，降低人体的免疫力，诱发多种疾病，危害人体健康
引起肛肠疾病	导致排便困难，粪便干结，能直接引起或加重肛肠疾病，如肛裂、痔疮、直肠炎等
易患结肠癌	有资料显示，约10%的严重便秘者可能患结肠癌，因为宿便会使肠内致癌物长时间不能排出
诱发心脑血管疾病	便秘会因用力而增加腹压，屏气使劲排便会增加心脑血管疾病发生的概率，如诱发脑卒中、脑出血、心绞痛、心肌梗死等
形成粪便溃疡	较硬的粪块会压迫肠腔，导致肠腔狭窄，而盆腔周围结构会抑制结肠扩张，使得直肠或结肠受压而形成粪便溃疡，甚至引起肠穿孔
影响女性身体健康	宿便中的毒素无法及时排出，可能通过血液循环运送到身体的各个部位，导致女性皮肤粗糙、面色晦暗无光、痤疮、口臭、痛经、月经不调、情绪烦躁、腹胀、尿路感染等
导致排泄系统失调	如果肠道内食物残渣无法及时排出体外，就会积存在肠道褶皱中被肠壁重复吸收，这样很容易使女性身材走样，男性凸显将军肚
影响大脑功能	滞留在肠道中的食物残渣在细菌的作用下，会产生大量有害物质，如甲烷、氨等，这些物质侵入中枢神经系统，会影响大脑功能，主要表现为记忆力下降、思维迟钝、注意力分散、失眠、烦躁易怒等

便秘的危害极大，但可以通过饮食和物理方法调节。

饮食：吃些富含纤维的食物，喝些蜂蜜水。

物理方法：灌肠法。

为什么肠道问题爱找这些人

快节奏的生活及越来越大的工作压力，使得大部分人的肠道长期处于亚健康状态。那么，肠道问题爱找哪些人呢？

老年族

老年人随着年龄的增加，身体的代谢速度变慢，饭量也逐渐减少，喜欢吃些清淡、容易消化的食物，这就表明肠道功能在下降，往往导致肠道内菌群失衡，容易出现腹胀、便秘等问题。

酒桌族

有些人喜欢周末聚一聚，喝点酒，但一喝酒就会延长吃饭的时间，导致大量高热量食物进入体内，加重代谢负担，使得过多的脂肪堆积在体内，进而引起一些肠道问题。

IT 族

工作压力越来越大，很多 IT 精英也在拼命地工作，由于吃饭不规律、昼夜颠倒、长期伏案等，很容易导致肠道功能异常。

开车族

很多开车的人到了吃饭时间不能按时吃饭，而此时胃酸大量分泌，没有食物让肠道消化，肠道就会消化自己的黏膜，因而很容易得胃肠溃疡。

出差族

对于经常出差的人来说，突然到一个陌生的地方，环境、生活习惯、饮食习惯都发生了变化，而肠道适应这些变化需要一个过程，此时很容易出现肠道问题。

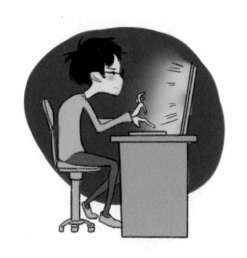

肠道干净了，
好事接踵而至

皮肤不再粗糙

肠道干净是自主神经正常运作的证据，同时可以证明其新陈代谢活跃、血液流动顺畅。因此，肠道干净以后，皮肤会更具弹性和光泽，皮肤粗糙的现象消失，人也会变得漂亮起来。

肚子很舒服

肠道干净了，其蠕动会变得柔和，不会蓄积宿便。有益菌也会变得活跃，因此很少会产生滞气，也就不会出现腹胀现象。

便便不会恶臭

肠道干净了，有益菌会占据有利地位。当有害细菌占主导时，肠道内的食物容易腐烂发酵，这样就会产生气味强烈的气体；当有益菌占优势时，气体和便便就不会有恶臭的气味。

臀部更加健康

如果肠道处于脏污状态，就会出现便秘和腹泻等排便异常。由于便秘和腹泻是造成臀部疾病——痔疮的元凶，所以肠道变得干净以后，臀部也会更加健康。

更快乐地进餐

肠道干净了，就不会蓄积宿便和气体，所以肚子就不会有不舒服的感觉。肚子舒适后，人的食欲会增加，进餐就会变得快乐起来。

心情舒畅

肠道脏污，就会累积宿便和气体，这样会使人的心情变得非常糟糕，进而出现焦躁、易怒、夜不能眠等情况。肠道变干净后，心情也会随之舒畅起来。

消化不良，
会让身体不断囤积毒素

吃下去的食物，在一定的条件下可能不会成为能够被人体吸收的营养物质，而是变成毒素导致疾病的产生。

食物是怎样变成毒素的

食物的正常消化过程。

吃进嘴里的食物 ▸ 牙齿咀嚼 ▸ 经过食管 ▸ 进入胃里被消化 ▸ 进入小肠继续被消化，且养分被吸收

分解成身体所需的基本因子 ◂ 进入肝脏内被代谢掉 ◂ 进入血液

在上述过程中，当消化步骤完全完成时，吃进去的食物发生了改变——不是养分就是排泄物。如果消化过剩，会产生过多的胆固醇或中性脂肪，囤积在血管、淋巴管、肠道、汗腺等，一旦囤积过多，就会影响身体的健康状况。

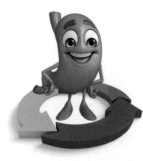

吃饭时把注意力放在食物上

为了节省时间，很多人的早餐是在路上边走边吃，而中餐又往往对着书本、电脑屏幕边看边吃，这样会让胃很不舒服。"消化"是一项紧张而繁重的工作，需要大量充足的血液，如果这时运动，会大大分流胃肠道的"电力供应"，必定会影响到它的正常消化功能，导致消化不良，甚至患胃炎。同理，边看边吃会使大脑和肠胃"争夺"血液，也会造成消化不良。所以，吃饭时把注意力放在食物上，细嚼慢咽、享受食物，这样进餐，胃最喜欢。

癌症的根源在这里——
肠内"毒素"

现今社会，人们非常注意各种外来毒素，如黑心食品、药物滥用、环境污染等给身体健康带来的威胁。其实，与外来毒素相比，人体的内生性毒素更为危险，而且它们的危害是逐渐发生的，且防不胜防，对此人们却未加重视。

所谓"内生性毒素"，指附着在肠壁上的食物残渣，久而久之，就会导致体内免疫失衡，是癌症的根源。

如果肠道健康，粪便就会被迅速排出，因而不会产生太多足以影响健康的内生性毒素。

如果肠道菌群失衡，内生性毒素就会累积，且运送到全身，破坏免疫系统，引起过敏、癌症等多种疾病。

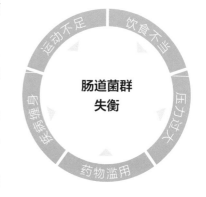

那么，身体中的毒素究竟藏在哪里呢？约80%在肠道中，约20%存在于毛孔、血液及淋巴等部位。

可见，保持肠道的清洁，毒素导致的身体危机也就解决了大半。

大肠内积聚的食物腐败，就会产生有害菌，继而形成毒素，毒素被肠壁细胞吸收后会引起慢性中毒，导致人体疾病和衰老。这便是诺贝尔奖获得者梅契尼科夫提出的"自身中毒"学说。

肠内毒素的产生和日常生活习惯密切相关。为了保持肠道清洁，应远离以下饮食习惯。

1. 经常吸烟。
2. 嗜酒。
3. 常喝含有咖啡因的饮料。
4. 常吃高糖、高脂肪、高蛋白的食物。
5. 暴饮暴食。
6. 经常处于高压环境中。
7. 经常有抑郁的情绪。
8. 近距离接触室内装修材料、生活中的噪声等。

顿顿吃蔬菜，吃成一道彩虹

多吃蔬菜，养肠道、防慢性病

蔬菜润肠通便

蔬菜含有丰富的膳食纤维、维生素、矿物质和植物化合物，对平衡膳食具有重要作用。《中国居民膳食指南（2016）》推荐每天摄入蔬菜 300~500 克。作为餐桌上的不可或缺的组成部分，蔬菜富含的膳食纤维在促进肠道蠕动、加速代谢方面功效显著。膳食纤维可以润肠通便，促进消化液分泌，有利于营养的吸收，增加食物残渣，扩充粪便体积，有助于规律排便，缩短有毒物质在体内的存留时间，减少便秘的发生。

蔬菜可保护心血管、防癌抗癌

多吃新鲜蔬菜，可以预防慢性病。新鲜蔬菜含有丰富的维生素C，可修补组织、促进生长，预防贫血和坏血病，促进伤口愈合。蔬菜中的矿物质是构成人体骨骼和牙齿的重要成分，以离子形式溶解在人体内，维持人体水分的正常分布、体液的酸碱平衡和神经肌肉的正常兴奋性，构成酶、激素、维生素和蛋白质等，可预防高血压、高脂血症等慢性疾病。蔬菜含有很多植物营养素，对健康极为有益，在提高机体抗病毒和抗癌能力，预防高血压、高脂血症、动脉硬化等疾病方面有较好的功效。例如，番茄红素保护心血管，槲皮素保护心血管、抗癌，玉米黄素抗癌、延缓衰老，等等。

> **膳食纤维是人体的"抗癌卫士"**
>
> 膳食纤维可以清洁肠壁、增强消化功能，同时有助于排出食物中的致癌物质和有害物质，并且可以像抗氧化物那样清除体内的自由基，从而有效预防癌症的发生。

蔬菜要经常换新，每天至少达 5 种

蔬菜的五色

蔬菜的五色是指其五种天然颜色，即绿、红、黄、白、黑。中医理论认为，五色分别对应人体的五脏，绿色养肝，红色养心，黄色养脾，白色养肺，黑色养肾。日常膳食中注意五色蔬菜合理搭配，是获得均衡营养的一种简便方法。

每天至少 5 种蔬菜

蔬菜种类繁多，每天至少吃 5 种，让五颜六色丰富餐桌，充分享受大自然的馈赠。绿色蔬菜在总蔬菜中应占一半，如果一餐吃两种蔬菜，则应至少一种是绿色的。每餐都要更换不同种类的蔬菜，尽量每周多选些菜品。

很多人总是吃自己喜爱的某几种蔬菜，其他蔬菜很少问津，这对健康极为不利，长期下去，很难保证营养均衡。不过，如果实在对某些蔬菜感到难以下咽，也可以用"蔬菜替换法"来解决，即了解自己不喜欢的蔬菜含有的营养素、功效特点，找一种与之各方面相近的蔬菜代替。比如，讨厌吃胡萝卜，可以选择同样含有胡萝卜素的芥蓝、茼蒿。但是每种蔬菜都具有独特的营养价值，完全替代是不可能的。最好培养自己良好的饮食习惯，儿童尤其要做到不偏食、不挑食，这对均衡营养及预防疾病有着重要意义。

十字花科蔬菜——抗癌首选

十字花科蔬菜主要包括卷心菜、菜花、西蓝花、白菜、萝卜、芝麻菜等。这类蔬菜进入人体后，在某些酶的作用下会形成异硫氰酸酯，这是一种强有力的抗癌成分，而萝卜等还含有吲哚、萝卜硫素等植物化合物，也能抗氧化，对抗肺癌、结肠癌、乳腺癌等效果比较明显。

西蓝花是十字花科蔬菜中的佼佼者，富含膳食纤维，饱腹感强，还富含低聚糖成分，可以改善肠道环境，从而降低肠癌发生的风险。

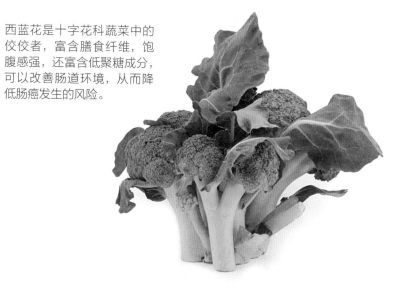

身体不适，
可能是肠道出问题了

当肠道出现问题时，身体会随之出现诸多的不适。

皮肤粗糙

如果身体排便不畅，皮肤可能会失去弹性和光泽，进而出现粗糙、雀斑、痘痘等皮肤问题。

腹胀和腹痛

经常便秘的人多数伴有腹胀和腹痛等状况，主要是气体在肠道内滞留导致的。这是因为出现便秘后，肠道内的有害菌会快速繁殖，它们会使进入肠道内的食物腐烂发酵，进而产生有毒气体。

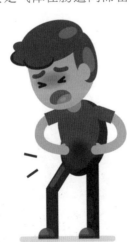

小腹凸起是粪便蓄积造成的吗？

小腹凸起主要是由便秘产生的气体蓄积造成的。如果粪便排出的同时，气体也被排出，那么小腹凸起就会在一定程度上有所缓解。

头痛，肩膀酸胀

头痛和肩膀酸胀是很多便秘者的常见症状，这可能是自主神经紊乱导致的，也可能是肠道内有害菌增多导致的，具体原因还不清楚。

烦躁感，失眠

烦躁感和失眠也是很多便秘人经常会遇到的情况。人们往往会因为生活或工作中的琐事感觉压力增大，进而出现烦躁感，导致难以入睡的现象。尤其是那些做事较真的人更容易出现上述症状。

屁增多，且味道刺鼻

便秘时，肠道内的有害菌会快速繁殖，导致进入肠道内的食物腐烂变质，从而产生大量的气体。因此，发生便秘时，屁也会增多。

有害菌增加以后，会让食物腐烂产生一种酸臭的刺激味道，但如果大肠内存在双歧杆菌等有益菌群，那么即使屁增多，也是没有特殊味道的。

第二章

菌群有益平衡，
决定肠道健康

肠道，细菌的"欢乐森林"

　　人的肠道里寄生着大量的细菌，有10万亿之多，重量可达1~1.5千克，这些细菌称为肠道菌群，它们大致可以分为三大类：一类是有益菌（也叫益生菌）；一类是对人体有害的有害菌；还有一类是中性菌，它在某些条件下会对人体产生危害，在正常情况下则不会。

　　正常情况下，肠道内三大类细菌会和平相处，维持一定的平衡关系。但如果它们之间的平衡被打破，就会影响身体健康，进而导致生病。所以，即使肠道里有很多细菌，只要它们之间的平衡不被打破，身体就可以保持健康。

肠道菌群的分类

种类	肠道环境	代表菌群
有益菌	占据优势，肠内环境相当良好	双歧杆菌、乳酸杆菌等
有害菌	占据优势，导致生病甚至短寿	金黄色葡萄球菌、溶血性链球菌等
中性菌	正常情况下，益多害少，但在一定条件下，也可以转为有害菌	大肠杆菌、肠球菌等

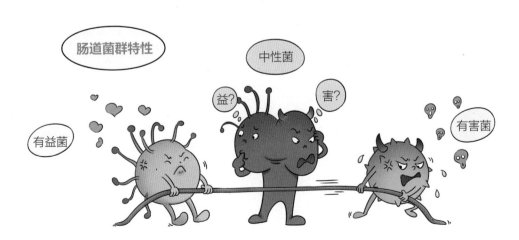

肠道菌群比例适当，慢性病远离你

扫一扫，看视频

肠道中有益菌和有害菌的比例适当，有利于维持肠道菌群生态平衡，此时高血压、糖尿病、冠心病、高脂血症等慢性病就会远离你。

吃饭要满足肠道菌群的营养需要

肠道菌群的细胞总量是人体细胞数量的 10 倍，如果这些肠道细菌都开始产生毒素，破坏身体组织和器官，那么身体很容易得各种慢性病。因为这数量庞大的肠道菌群不停地繁殖，也需要营养的补充，所以每天吃饭不仅要满足自己身体的需求，还要满足肠道菌群的营养需要。

吃什么决定了肠道菌群的组成

人们给肠道菌群的营养成分，决定了什么样的细菌可以在肠道里生长。如果我们吃了很多富含蛋白质的肉类食物，那么大量的蛋白质和脂肪来不及完全消化就会进入大肠，进而产生大量的有害菌。这些有害菌很多都有潜在的致病性。例如，"肉块"在肠道这样温暖、潮湿、无氧而有大量细菌的地方，会腐败、发臭，所以很多爱吃肉的人"放屁"很臭。吃肉很多的人，不仅养了一大群"吃肉"的病菌在自己的身体里，而且这些细菌可以把肉腐烂成各种毒素，使人患各种慢性病。

如果进入大肠的是比例合适的碳水化合物、脂肪、蛋白质的话，就不会出现腐败发臭的现象。很多慢性病是进入大肠的脂肪和蛋白质太多、而碳水化合物太少导致的。

摄入过多动物性蛋白质不可取

对于人体来说，蛋白质是不可缺少的营养素之一，每天每千克体重以 1.0~1.2 克的标准摄入蛋白质为宜，如体重 60 千克的人，每天应摄入 60~70 克蛋白质。

大部分人认为动物性食物是蛋白质的绝佳来源，实际上，谷类和豆类也含有充足的蛋白质。每天按照植物性食物占 85%~90%，动物性食物占 10%~15% 的比例，享受新鲜的食物，有利于维持肠道菌群平衡。

但是，如果一味地强调动物蛋白质，肠道反而会变成病菌的"温床"，久而久之，人体就会被各种慢性病找上。

正能量的代表——有益菌

有益菌作为肠道内正能量的代表，不仅能使肠道变得清洁，而且有很多的作用。

刺激身体的免疫系统协调运作、提高免疫力

有益菌对身体的免疫系统有协调功能。因此，如果肠道内的有益菌占优势，伤口会很快愈合，即便得了感冒也会很快康复，而且能够增强对癌症的抵抗力。

保持肠道内的酸性

有益菌会生成乳酸和醋酸等，从而保持肠道内的酸性。这些强酸具有防御病毒和毒素的侵入、预防感染的功能。酸的刺激还具有加快肠道蠕动的作用，即促使排便顺畅，让肠道保持干净。

制造维生素

有益菌可制造维生素 B_1、维生素 B_2、维生素 B_6、维生素 B_{12}、维生素 K 等使人精力旺盛和帮助美容的维生素。

有益菌对身体的益处

调整身体状态，延缓衰老 ▶ 提高免疫力、预防感染 ···· 制造维生素 ···· 预防生活习惯病 ···· 辅助消化、吸收

有益菌优势度的自我检查

一般可以这样认为，肠道"干净"的人就是体内有益菌占优势的人。在下面的项目中，与自己相符的项目越多，你的肠道就越接近理想状态。

- 没有排便方面的烦恼。
- 虽然有时也会放屁，但几乎没有味道。
- 几乎每天都喝酸乳酪和乳酸菌饮料。
- 喜欢吃蔬菜和豆类等富含膳食纤维的食物。
- 对酒精类饮品很谨慎。
- 很少感冒。
- 每天进餐时间、就寝时间几乎是固定的。
- 几乎感觉不到压力。

【判定】

8 项符合： 可与婴儿相媲美的理想肠道环境！努力保持即可。

5~7 项符合： 有益菌有可能会减少，应适当注意。

2~4 项符合： 有益菌已经开始减少，需要重新审视自己的生活习惯。

0~1 项符合： 或许您的肠道已经成了有害菌的天堂。现在，马上，开始改善。

有益菌的数量和活力是可以增加的

有益菌的数量和活力可以通过日常饮食的调节增加，下面介绍一些增加有益菌的方法。

喝酸奶

酸奶中含有的乳酸菌是一种益生菌，有利于维持肠道菌群平衡，增强肠道的抵抗力。购买酸奶时，最好买标识上写明"活性乳酸菌"的，这种酸奶对肠道的作用更大。

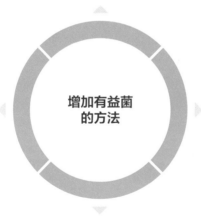

增加有益菌
的方法

尽量少用抗生素

抗生素用得太多也会造成肠道内微生态平衡的破坏，抑制有益菌群的生长，导致腹泻等。建议使用抗生素后喝点酸奶，以补充肠道中的有益菌群，每日500~750毫升即可。

服用肠道益生菌制剂

肠道益生菌制剂有很多，最好在医生的指导下服用。

服用低聚糖

低聚糖能改善人体内微生态环境，有利于双歧杆菌和其他有益菌的繁殖，调节胃肠功能，可以选购大豆低聚糖、果糖低聚糖、木低聚糖等。

"墙头草"，
缺它还不行的中性菌

肠道内的中性菌主要是大肠菌，虽然数量不多，却是肠道菌群中一个非常活跃的"部落"。

为什么说中性菌是"墙头草"

中性菌在有益菌处于优势的环境中变成益生菌，而在有害菌繁殖较多时会转化为有害菌。实际上，只要将中性菌的数量控制在合理范围内，且只在自己的"地盘"上活动，对肠道是没有害处的。但当肠道中有益菌数量减少时，肠道就会失去有益菌的屏障保护，那么有害菌就会对肠道环境形成攻击，增加肠道的通透性，进而给中性菌进入血液变成肠道"祸乱"的机会，从而唤起它的"邪恶"本性，使中性菌变成致病菌。

对于中性菌这种摇摆不定的菌群，应该与之和谐相处。

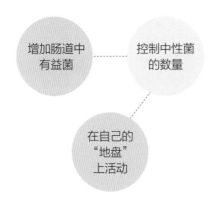

增加肠道中有益菌 ---- 控制中性菌的数量

在自己的"地盘"上活动

中性菌的作用不可小觑

肠道里各类菌群共同生存，90%以上是厌氧菌，其他菌只占8%~9%，而大肠菌（中性菌）仅占1%~2%，由此可以看出大肠菌在肠道内并不算多数，但作用不可小觑。

促进厌氧菌生长

大肠菌有氧可生存，无氧也可生存。在肠道内，90%以上是厌氧菌，非常需要与大肠菌共存，因为两者共存，能时刻消耗氧气，创造厌氧环境，促进厌氧菌生长。

构建人体免疫屏障

大肠菌存在着一种抗原，可以刺激人体产生低度的抗体，激活淋巴细胞的活性，从而使人体自动形成一道护卫健康的屏障，而大肠菌的存在，正好可以阻止边缘细菌的入侵，保证肠道健康。

有害菌获胜，
身体就会出现各种状况

如果有害菌繁殖过多，就会给身体造成重大伤害。

出现臭屁和臭便

当有害菌占据优势时，肠道内很容易出现腐败发酵，因而会放出气味强烈的臭屁。有害菌还会将肠道内食物残渣中剩余的蛋白质、氨基酸等进行再次分解，生成硫化氢等有害物质，容易形成恶臭的粪便。

引起动脉粥样硬化和癌症

有害菌制造的毒素被肠道吸收后，虽然可以由肝脏解毒，但若肝脏功能低下或产生的毒素过多而不能被完全处理，就会被运送到全身，可能导致血管变硬或全身细胞损伤，这样就可能引起动脉粥样硬化和癌症。

有害菌群的危害

生成有害气体（粪便素、吲哚等） → 生成致癌物质（亚硝胺等） → 生成细菌毒素 → 身体不适，疾病的导火索，促进疾病恶化

有害菌优势度的自我检查

屁和粪便的臭味是肠道内有害菌增多的直接证据。此外，当有以下症状时，也可认为有害菌已占据优势。

- 容易感冒。
- 容易疲劳。
- 感觉到压力。
- 喜欢吃肉。
- 讨厌蔬菜。
- 嗜酒。
- 常常想"再多睡一会儿"。
- 皮肤无光泽，看上去比实际年龄要老。

【判定】
0 项符合：生活本身看上去没有什么问题。
1~2 项符合：似乎有害菌占据优势，现在开始改善还来得及。
3~6 项符合：处于有害菌容易繁殖的状态，应马上重新审视自己的生活。
7~8 项符合：肠道也许已经成了有害菌的巢穴，要马上开始改善。

有益菌和有害菌的关系并不简单

　　肠道里的细菌数量庞大，要维持肠道菌群生态平衡，有益菌和有害菌之间不是非此即彼，而是势均力敌，相互依存。

有益菌和有害菌的作用

　　为了身体健康，不仅要注意外来的致癌物质，而且要注意保持肠道菌群的平衡。

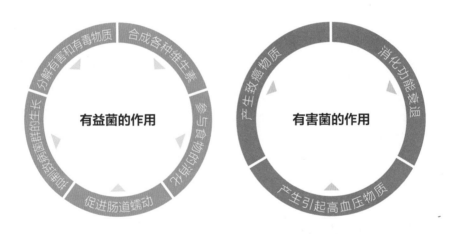

肠道菌群失调的危害

肠道症状	便秘、腹泻、功能性肠病等
免疫功能	免疫力下降、过敏
神经系统	抑郁症、自闭症、阿尔茨海默病
代谢功能	心血管疾病、糖尿病等
脏器病变	肝脏病变、结直肠癌
其他	身体疲劳、皮肤粗糙、衰老

益生元是肠道
有益菌的"激活剂"

益生元是指通过选择性地刺激肠道内有益菌的生长和活性，达到改善肠道环境，保持身体健康的食物。它是肠道有益菌的"激活剂"，常食益生元有利于肠道健康。

益生元的作用

合成维生素	通过有益菌的繁殖，促进肠道内有益菌合成多种人体所需的维生素，促进钙、铁等微量元素的吸收，帮助肠道吸收营养，保持身体健康，延缓衰老
抑制腐败菌	有效地抑制腐败菌生长，通过调节肠道功能，激活肠道活力，改善便秘及腹泻，保持肠道的正常蠕动
降低胆固醇	有效降低血液中毒素水平，减少血氨，防止肠源性内毒素血症，降低胆固醇，预防冠心病和肝病
增加有益菌	增加有益菌，抑制有害菌，重建肠道菌群生态平衡，有效防止肠道老化
排出致癌物	减少肠道内致癌物质积累，分解、排出致癌物质

人体各个时期都需要益生元

胎儿期：胎儿所需的全部营养都来源于母体血液，若母体肠道菌群失衡，就会有毒素渗入血液，导致胎儿被感染。因此，孕期可适量补充益生元，维持肠道菌群平衡。

新生儿期：是肠道菌群建立的初期，除母乳喂养外，还可根据体重补充合适的益生元。

婴儿断奶期：肠道内双歧杆菌会骤然减少，可适时补充益生元。

乳酸菌是有益菌中
对身体最有益的

在肠道的有益菌中，对身体最有益的就是乳酸菌。乳酸菌是糖发酵后分解出能够产生乳酸的细菌的总称，而双歧杆菌、乳酸杆菌是最主要的乳酸菌。

乳酸菌的作用

维持肠道菌群平衡	乳酸菌能维持肠道菌群的生态平衡，当病原菌侵入肠道时，避免身体发生肠道感染和食物中毒
促进食物消化、吸收、代谢	乳酸菌能协助糖分的分解，产生乳糖，促进乳糖的吸收和代谢。此外，乳酸菌还能促进磷、钠等矿物质的吸收和多余矿物质的排出
维持肠道呈正常酸性	肠道呈酸性，能抑制肠道内食物的腐败和异常发酵，防止腹泻和便秘，抑制有害物质和病原菌的增加
清除致癌物	从口中进入身体的大部分细菌会被胃液和胆汁等消化液消灭，残留的细菌或毒素会被肠道清除，而乳酸菌能分解一些致癌物、添加剂等，使其毒性消失或减弱
促进体细胞干扰素产生	当细菌侵入身体，细胞受到外界刺激时，体细胞会产生抑制细菌繁殖的干扰素，而乳酸菌有利于这种干扰素的产生
提高免疫力	乳酸菌能使免疫系统维持活跃状态，还能激活巨噬细胞等免疫细胞，预防癌症等疾病

创造适合乳酸菌繁殖的环境

为了使肠道内乳酸菌保持稳定，要创造出适合乳酸菌繁殖的环境。

1.摄入富含膳食纤维的食物。富含膳食纤维的食物有非精加工的谷物（糙米、薏米等）、海藻类（紫菜、海带等）、蔬菜、豆类、菌类等。

2.适量饮用酸奶是补充乳酸菌的好方法，但酸奶中乳酸菌对肠道来说是外来菌群，能否在肠道中根植因人而异。另外，酸奶也是乳制品，所以不宜长期饮用。

乳酸菌，维持肠道菌群平衡

酸奶中含有大量乳酸菌，当它从喉咙、食管流过进入肠道时，会为肠道滋生繁衍大量的益生菌，有利于维持肠道菌群的生态平衡。

酸奶的好处

1.酸奶是将牛奶中的乳糖发酵成乳酸而成，pH 较低，能有效抑制肠道内有害菌的繁殖，维持肠道菌群生态平衡。

2.有些酸奶中会添加益生元，而益生元是益生菌的食物，所以常食酸奶有利于促进益生菌繁殖，有效平衡肠道菌群。

如何喝对酸奶

空腹不宜喝酸奶

空腹时人的胃液 pH 在 2 以下，而酸奶中活性乳酸菌生长的 pH 在 5.4 以上，所以，空腹喝酸奶，乳酸菌很容易被胃酸杀死，从而大大降低酸奶中乳酸菌平衡肠道菌群的作用。

酸奶不宜加热

酸奶一经加热，其物理性状就会发生变化，而且还会产生分离沉淀，不仅口味和口感会打折扣，而且所含活性乳酸菌也会被杀死，从而降低平衡肠道菌群的作用。

宜饭后喝酸奶

饭后胃液被稀释，pH 会上升到 3~5，这种环境很适合乳酸菌的生长，所以饭后 2 小时饮用酸奶，其平衡肠道菌群的作用最佳。

酸奶的禁忌人群

1.胃酸过多的人不宜多喝。

2.胃肠道手术后的患者不宜多喝。

酸奶的选购

冷藏保存	酸奶中的乳酸菌只有在低温下才能生存，所以只有冷藏的酸奶才能保证充足的乳酸菌
看蛋白质含量	根据乳制品分类标准，若标准蛋白质≥1g，就是乳酸饮料；只有标准蛋白质≥2.3g 才是真正的酸奶
注意益生菌的数量	许多"量足"的酸奶往往会标明菌种类别和含量，这同样可以成为消费者选购此类产品的标准

垃圾食品"屠杀"有益菌，增加肥胖和癌症概率

　　维持肠道菌群的生态平衡，有助于排出肠道中的废物和毒素，降低罹患肥胖和癌症的概率。而常吃垃圾食品会杀死肠道内的有益菌，有害菌数量就会增多，不利于肠道中废物和毒素排出。所以，要少吃垃圾食品。

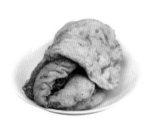

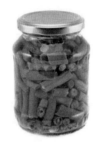

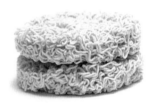

油炸类食品

油炸类食品中脂肪含量高，不易消化，会增加肠道负担，容易导致胃酸倒流，摄入过多还容易造成肥胖。经高温油炸后的食物易产生致癌物质，会增加罹患大肠癌的风险。

腌制类食品

腌制蔬菜往往会因为腌制条件不好或腌制时间过久而腐败变质，这时致癌物质亚硝酸盐的含量会大大增加，进食后在适宜酸度或细菌的作用下有致癌作用。

方便类食品

一般这类食物盐分含量较高，而且加入了防腐剂、香精等，长期食用容易导致胃肠功能紊乱、消化能力下降，甚至埋下罹患肠癌的隐患。

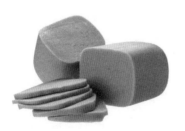

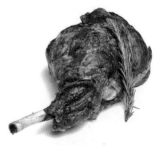

加工类肉食品

火腿等食物中往往会添加很多防腐剂以延长保质期，烤鸡、烤鸭等熏烤食物中有致癌物质，经常食用这类食物会增加罹患胃癌的风险。

烧烤类食品

烧烤食物，尤其是炭火烤的、烤焦的食物，极易产生致癌物苯并芘，进入肠道会导致肠内有害代谢物增多，污染肠道环境，加快有害菌的繁殖。

第三章

要想"肠"舒服，就要吃对吃好

膳食纤维可以将肠道毒物包裹后排出，发挥"排毒"作用

膳食纤维进入肠道后，会将肠道"毒物"包裹起来，还能吸附水分从而使大便保持柔软，促进粪便排出，很好地发挥排毒作用，从而保护消化道，预防大肠癌的发生。

扫一扫，看视频

每日建议摄取量

荞麦馒头	100 克
西瓜	150 克
鲜蘑菇	170 克
豆角	250 克
松子仁	50 克

如何增加膳食纤维的摄入量

增加膳食纤维 4 大方法

- 带皮吃水果
- 多吃蔬菜
- 多吃全谷类食物
- 粗细粮搭配食用

膳食纤维的分类和来源

项目	水溶性膳食纤维	不可溶性膳食纤维
定义	可溶解于水又可吸水膨胀	既不溶解于水又不能被大肠中微生物酵解
功效	延缓葡萄糖的吸收，降低血中胆固醇水平	促进肠道蠕动，清除体内垃圾，帮助排毒
主要来源	燕麦、大麦、水果、豆类等	谷物的麸皮、全谷粒、干豆类、干蔬菜、坚果等

重点推荐食物

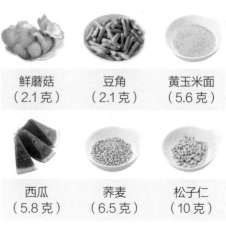

鲜蘑菇（2.1 克）　豆角（2.1 克）　黄玉米面（5.6 克）

西瓜（5.8 克）　荞麦（6.5 克）　松子仁（10 克）

（每 100 克可食部分膳食纤维含量）

荞麦

大肠的"清道夫"

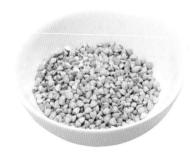

膳食纤维: 6.5克（每100克可食部分）
推荐量: 每餐60克
哪些人不适合吃: 脾胃虚寒、消化功能不佳及经常腹泻者忌食

· 加速排便

荞麦中的膳食纤维含量是面粉的4倍、大米的9倍，是大肠很好的"清道夫"，不仅能刺激肠蠕动，加速排便，预防便秘，而且可以降低肠道内致癌物质的浓度，从而降低结肠癌和直肠癌的发病率。

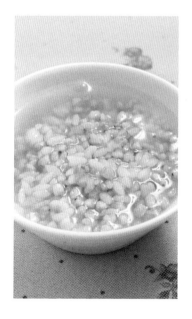

· 这样烹调对肠道好

1 荞麦较硬，直接煮粥不易熟，宜先用清水浸泡数小时，这样煮粥容易软烂，更能发挥清肠作用。

2 荞麦磨成粉做成面条，有利于荞麦中营养的吸收。因为荞麦中维生素P与芸香素属于可溶性维生素，做成面条能使荞麦里的维生素及营养素充分溶解到汤汁中，更容易被肠道消化吸收。

3 将荞麦面粉在锅中炒熟后，加入砂糖水一起拌匀饮用，是有效的止泻药，不仅有利于缓解腹泻症状，而且能维持肠道健康。

4 用荞麦面粉和面的时候加入一些细粮，可弥补荞麦粉延展性和弹性差的缺点，不仅可以保证营养成分不流失，而且有利于肠道的消化吸收。

· 有益肠道健康的搭配

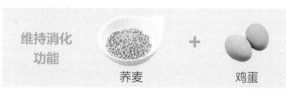

维持消化功能　荞麦　+　鸡蛋

荞麦富含烟酸，鸡蛋含有色氨酸，二者搭配食用，有利于提高人体对烟酸的摄取量，维持消化系统正常功能，保持皮肤健康。

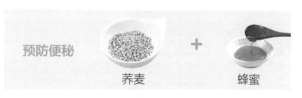

预防便秘　荞麦　+　蜂蜜

荞麦可"消积宽肠"，蜂蜜有润肠通便的作用，二者搭配食用对防治便秘有很好的效果。

玉米

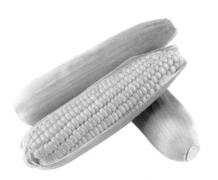

食物残渣排出的"助推器"

膳食纤维: 2.9 克（鲜）
（每 100 克可食部分）
推荐量: 每餐 100 克
哪些人不适合吃: 胃闷胀
气、尿失禁者要少食

· 刺激肠道蠕动

玉米中的膳食纤维含量很高，是大米的 10 倍，大量的膳食纤维能刺激肠道蠕动，缩短食物残渣在肠内的停留时间，有食物残渣排出"助推器"的美称，有利于防治便秘、肠炎、直肠癌。

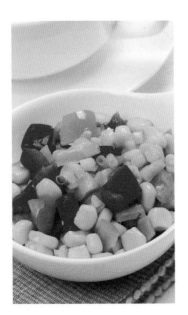

· 这样烹调对肠道好

1 鲜玉米可以蒸、煮。选择鲜玉米以七八成熟为好，去掉外叶，然后放入清水中充分清洗。

2 单独做粥，和杂粮混合做粥、饭、窝头、饼时，稍微放一点点碱面，对肠道好。因为玉米的烟酸是结合型的，在碱性环境中可被解离出来，容易被人体吸收。

3 鲜玉米粒还可以和蔬菜、鸡肉、豆腐等搭配炒菜或做汤。

· 有益肠道健康的搭配

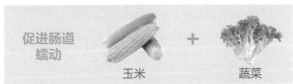

促进肠道蠕动　玉米　+　蔬菜

玉米、蔬菜都富含膳食纤维，搭配食用，不仅颜色鲜艳、口感美味，而且有利于肠道蠕动，能预防便秘。

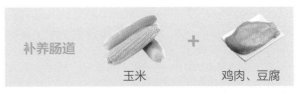

补养肠道　玉米　+　鸡肉、豆腐

玉米含有的蛋白质中缺乏色氨酸，与鸡肉、豆类等富含色氨酸的食物搭配，可营养互补，补养肠道。

薏米

促进粪便柔软的"加速器"

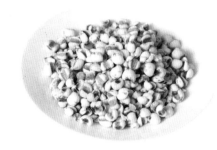

膳食纤维: 2.0克（每100克可食部分）

推荐量: 每餐30克

哪些人不适合吃: 严重的脾胃虚寒、体质虚弱者忌食

·增加肠道内有益菌

薏米所含的膳食纤维能促进粪便柔软，避免粪便干燥坚硬，有利于改善便秘症状，所以多吃薏米能帮助清除肠道内的宿便和毒素。此外，薏米中的维生素B_1能增加肠道内有益菌的数量，保持肠道健康。

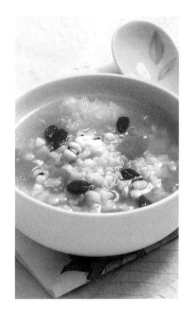

·这样烹调对肠道好

1 淘洗薏米时，宜用冷水轻轻淘洗，不要用力揉搓，以免造成水溶性维生素的流失。

2 薏米较难煮熟，烹煮之前先浸泡3~5小时，使其充分吸收水分后再煮，不仅更容易熟，而且其中的膳食纤维能促进肠道蠕动，加速肠道内废物排出，有利于肠道洁净。

3 薏米本身的口感较粗糙，磨成粉后做成米糊或饼等食用，不仅口感好，简便易做，而且更易被肠道消化吸收，为身体提供充足的营养。

·有益肠道健康的搭配

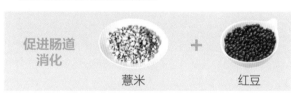

促进肠道消化　薏米　+　红豆

红豆含有丰富的叶酸和铁质，与含有维生素B_1的薏米一起食用，可以增强食欲，促进肠道蠕动，使肠道消化更顺畅。

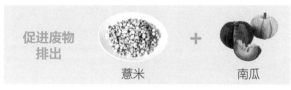

促进废物排出　薏米　+　南瓜

薏米和南瓜都含有丰富的膳食纤维，搭配食用有利于肠道蠕动，促进肠道内废物排出，保持肠道健康。

红薯

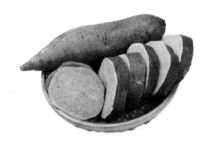

通便排毒

膳食纤维：1.0克（每100克可食部分）

推荐量：每餐150克

哪些人不适合吃：胃溃疡患者、胃酸过多者及容易胀气的人

· 刺激肠道蠕动

红薯含有大量膳食纤维，在肠道内无法被消化吸收，能刺激肠道蠕动，达到通便排毒的功效，尤其对老年性便秘有较好的效果。

· 这样烹调对肠道好

1 将红薯去皮、切块，加水煮熟，加入少许姜片、红糖，煮滚后食用，有利于改善肠燥、大便干结等情况。

2 将红薯加水煮沸后用小火煮，使锅中的水不沸腾。因为红薯中的淀粉酶在60℃左右时能促进淀粉很快转变成糖。这样煮出的红薯更香甜软糯。

· 有益肠道健康的搭配

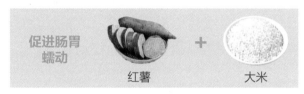

促进肠胃蠕动

红薯 ＋ 大米

红薯含丰富的膳食纤维，大米富含碳水化合物，二者搭配食用，能促进肠胃蠕动，加速排便。

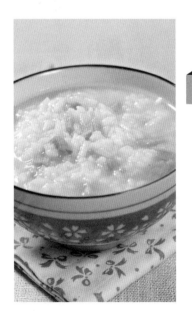

不必一味过多摄入富含膳食纤维的食物

有些老年人是因为体虚、肠蠕动减慢而导致便秘，此时不适宜一味过多摄入富含膳食纤维的食物。可以有意识地服用一些润肠增液的药膳，从而起到很好的预防治疗作用，如百合杏仁煲、枇杷蜜梨汁、南瓜薏苡仁粥等。

南瓜

肠道的"保护罩"

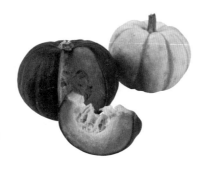

膳食纤维：2.7克（每100克可食部分）
推荐量：每餐100克
哪些人不适合吃：胃热、气郁体质、脘腹胀满者少食

· 保护肠道免受刺激

南瓜中含有丰富的维生素A，可参与肠内上皮组织的正常代谢，保护肠道黏膜，促进溃疡愈合；所含膳食纤维则可以让消化道免受粗糙食品的刺激，预防十二指肠溃疡；所含甘露醇有润肠通便的作用，可预防结肠癌。

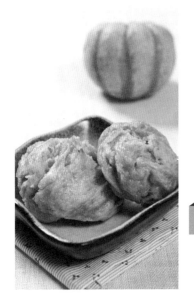

· 这样烹调对肠道好

1　南瓜可以清蒸，有利于消除致癌物亚硝胺的突变，预防结肠癌。

2　南瓜皮含有丰富的胡萝卜素和维生素，对肠道健康有益，所以去皮时越薄越好。

3　小米和南瓜是绝配，做成粥，健胃消食效果佳。

· 有益肠道健康的搭配

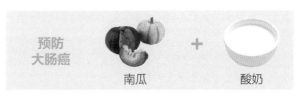

预防大肠癌　　南瓜　＋　酸奶

南瓜中的维生素A、维生素E、维生素C可以与酸奶中的双歧杆菌协同作用，将吸附在肠道中的致癌物快速排出体外，有效预防大肠癌。

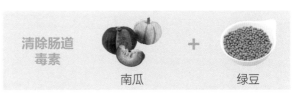

清除肠道毒素　　南瓜　＋　绿豆

南瓜中含有丰富的膳食纤维和维生素E，搭配有解毒作用的绿豆一起食用，能清除肠道内毒素，保持肠道健康。

南瓜选择宜谨慎

南瓜种类很多，含糖量也不同，肠胃病患者宜选择不面不甜、含糖量少的。

西蓝花

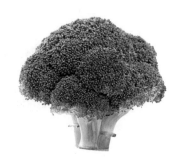

"肠道安全卫士"

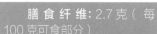

膳食纤维：2.7克（每100克可食部分）
推荐量：每餐100克
哪些人不适合吃：尿路结石及甲状腺肿者少食

· 避免便秘的发生

西蓝花含有丰富的膳食纤维，能有效促进肠道蠕动，帮助食物消化吸收，避免便秘的发生。此外，西蓝花中的维生素C含量很高，可有效保护肠道、提高人体免疫力，在预防结肠癌方面效果尤佳。

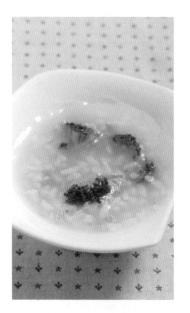

· 这样烹调对肠道好

1 西蓝花含有丰富的膳食纤维，生吃不易消化，煮熟再吃不仅口感好、易消化，而且有助于营养成分的吸收，利于肠道健康。

2 西蓝花也可榨汁饮用，但最好在沸水中稍加焯烫后再榨汁，这样能完整地保留膳食纤维，促进肠道蠕动，预防便秘。

3 西蓝花不宜炖或煲汤食用，因为加热时间太长，会破坏西蓝花中的维生素C，影响预防结肠癌的效果。

· 有益肠道健康的搭配

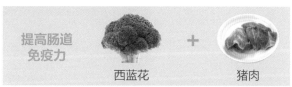

提高肠道免疫力　西蓝花　＋　猪肉

西蓝花富含维生素C，搭配含有蛋白质的猪肉一起食用，可以提高肠道免疫力，保持肠道健康。

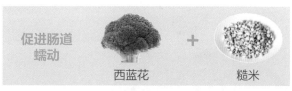

促进肠道蠕动　西蓝花　＋　糙米

西蓝花和糙米都富含膳食纤维，二者同食可以增强协同作用，更好地促进肠道蠕动，有效预防便秘。

芹菜叶

过滤掉体内废物

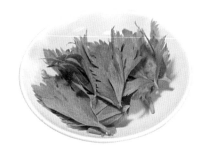

膳食纤维：2.2克（每100克可食部分）
推荐量：每餐 80~100 克
哪些人不适合吃：血压偏低者、经常腹泻者、消化性溃疡患者慎食

· 加快粪便在肠内运转

芹菜叶含有丰富的膳食纤维，能裹住肠道中废物且吸收肠道内水分，扩充粪便体积，促进肠道蠕动，帮助排便。此外，芹菜叶中的膳食纤维能加快粪便在肠内运转，预防便秘，从而达到预防结肠癌的目的。

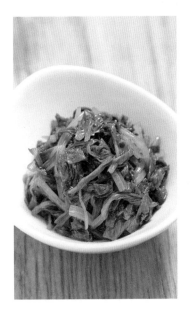

· 这样烹调对肠道好

1 芹菜叶中的膳食纤维、维生素C等的含量远远高于芹菜茎，建议烹调时不要将叶子丢弃。

2 早晨来一杯芹菜汁，可单独用芹菜制作，也可以搭配胡萝卜、苹果等一同榨汁，加速肠道蠕动，预防便秘。

3 炒芹菜叶前，先将其放在热水中焯烫一下，既可以保持芹菜叶颜色翠绿，又能减少烹饪时间及芹菜叶对油脂的吸入，有利于肠道健康。

· 有益肠道健康的搭配

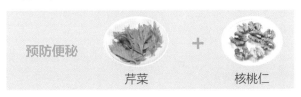

预防便秘　芹菜　＋　核桃仁

芹菜叶有促进排便的作用，核桃仁富含不饱和脂肪酸，也能润肠通便，二者搭配可预防便秘。

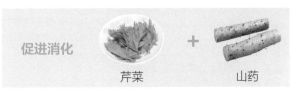

促进消化　芹菜　＋　山药

芹菜叶富含的膳食纤维能通便，山药富含的黏蛋白能促进消化，二者搭配食用，能提高肠道消化能力，预防便秘。

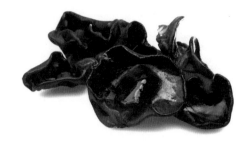

木耳

肠道的"洗涤剂"

膳食纤维：2.6 克（水发）
（每 100 克可食部分）
推荐量：每天 50～70 克
哪些人不适合吃：脾虚消
化不良、大便稀溏者少食

· "洗涤" 肠道

木耳中含有的植物胶质有较强的吸附力，可在短时间内吸附残留在肠道上"毒素"，并将其排出体外，起到清胃涤肠的作用。此外，木耳中丰富的膳食纤维能够促进胃肠蠕动，预防便秘，对预防直肠癌有很好的作用。

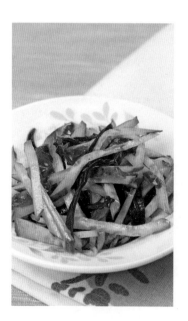

· 这样烹调对肠道好

1 干木耳烹调前宜用温水或温淘米水泡发，并且在泡发过程中最好多换几次水，不仅可彻底去除其中的杂质，而且泡出的木耳更加肥大松软，味道更鲜美，能更好地吸附肠道废物。

2 木耳和洋葱一起凉拌，能同时发挥抗氧化的效果，提高肠道免疫力，阻止致癌物侵袭肠道。

3 将木耳和大米一起煮粥，不仅能滋补身体，还能排出肠道毒素，增强肠道免疫力。

4 除了凉拌和炒食，用木耳做馅也是非常不错的选择，可以用水发黑木耳＋蔬菜＋猪肉或虾肉包饺子或包子，美味又健康。

· 有益肠道健康的搭配

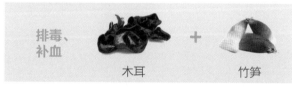

排毒、补血　　木耳　＋　竹笋

木耳和竹笋中都含有丰富的铁质，二者同食可益气补血，防治缺铁性贫血，还能促进胃肠蠕动，帮助排毒。

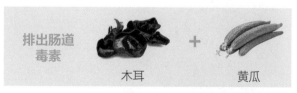

排出肠道毒素　　木耳　＋　黄瓜

黄瓜能抑制体内糖分转化为脂肪，减少肠壁废物堆积，木耳中的植物胶质可吸附残留在肠道中的杂质。二者搭配食用能排出肠道毒素。

糙米

肠道疏通的"管道工"

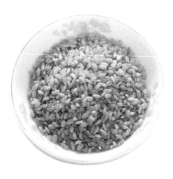

膳食纤维: 2.33克（每100克可食部分）

推荐量: 每天50克

哪些人不适合吃: 糙米不易消化，胃溃疡及胃出血患者不宜食用

· 促进肠道疏通

糙米是没有去掉外壳和胚芽的稻米，可以说是肠道疏通的"管道工"，糙米中所含膳食纤维更完整，能吸收堆积在肠道中的废物，并随粪便排出体外，预防便秘。

· 这样烹调对肠道好

1　糙米口感较粗，质地紧密，因此应在煮前将糙米用冷水浸泡一夜，用高压锅煮半小时以上，这样更有利于人体吸收，减轻肠道负担。

2　在炖排骨时加适量糙米，有利于排骨中所含的B族维生素与糙米中B族维生素共同发挥作用，有助于促进肠道代谢。

· 有益肠道健康的搭配

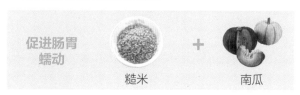

促进肠胃蠕动　　糙米　+　南瓜

糙米和南瓜都富含膳食纤维，能促进肠道蠕动，加速粪便排出。其中的维生素E能促进肠道有益菌繁殖，保持肠道健康。

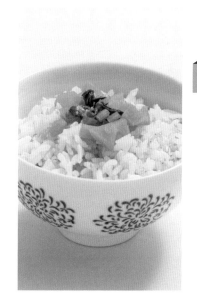

糙米放冰箱里防虫蛀

糙米比大米营养更丰富，因此容易引起虫蛀。在保存糙米时，应避免久放，最好密闭储藏于冰箱中。

菠菜

润燥，益肠胃

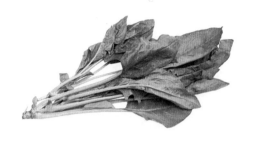

膳食纤维：1.7克（每100克可食部分）

推荐量：每天100~250克

哪些人不适合吃：肾炎、肾结石患者，肠胃虚寒、腹泻者少食

· 促消化，帮助肠胃蠕动

菠菜含有丰富的膳食纤维，能帮助肠道蠕动，有利于排便。菠菜含有的叶酸、胡萝卜素有利于造血。

菠菜属于高膳食纤维、高叶绿素食物，虽然可以帮助肠胃蠕动，但也不能天天都吃，要搭配其他蔬菜，如芹菜、白菜、白萝卜、油菜、芦笋等。

苏打水浸泡去除残留物质

在水中放入一些小苏打，将菠菜浸泡几分钟，不仅可以有效去除其中残留的农药，还有助于驱赶其中的菜虫。

· 这样烹调对肠道好

菠菜中含有大量的草酸，草酸可以和身体内的钙结合，形成草酸钙，对人体健康不利，所以菠菜最好吃前用沸水烫一下。

菠菜可以炒、拌、烧、做汤吃，每次用100~250克（由于其性凉，吃多了可能会刺激肠胃）。为了有效地发挥菠菜调理肠胃的功效，烹调时可加姜或蒜，做成姜汁菠菜、蒜蓉菠菜等，既美味，又可中和菠菜的凉性。

· 有益肠道健康的搭配

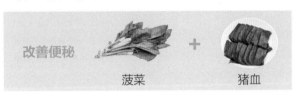

菠菜与猪血一起搭配食用，有润肠助消化的功效，可以改善便秘。

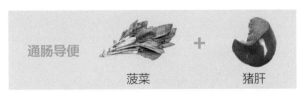

菠菜含大量的植物粗纤维，与猪肝一起食用，具有促进肠道蠕动的作用，利于排便。

香蕉

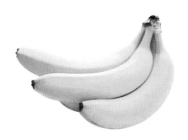

滋润肠道，通畅大便

膳食纤维：1.2克（每100克可食部分）

推荐量：每天1~2根

哪些人不适合吃：脾胃虚寒、便溏腹泻、急慢性肾炎及肾功能不全者慎食；由于含糖量高，糖尿病患者应少吃或不吃

· 缓和胃酸的刺激，促进肠蠕动

香蕉是碱性食物，能缓和胃酸的刺激，保护胃黏膜；香蕉富含钾有利于维持体内电解质平衡，可预防呕吐、肠肌无力等；香蕉富含膳食纤维，可促进肠胃蠕动，预防便秘。

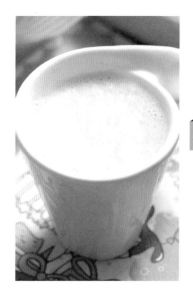

· 这样烹调对肠道好

香蕉剥了皮就可以直接吃，或者可以榨汁、做奶昔，烤着吃也是不错的选择。无论怎么吃，都能起到润肠通便的作用。

· 有益肠道健康的搭配

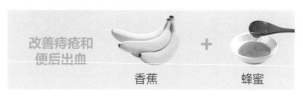

改善痔疮和便后出血

香蕉　＋　蜂蜜

香蕉蘸蜂蜜食用，对痔疮和便后出血有益。

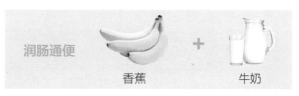

润肠通便

香蕉　＋　牛奶

准备2根香蕉、250克牛奶。香蕉剥皮切小段，同牛奶一同放入榨汁机中，等液体变得浓稠即可倒出饮用。

香蕉吃熟透的

只有熟透的香蕉才对通便有效；不太熟的硬香蕉对消化道有收敛的作用，会抑制胃肠蠕动，吃多了反而会加重便秘。

维生素 A
预防肠道溃疡

维生素 A 有助于增强免疫力，参与肠内上皮组织的正常代谢，可保护肠道黏膜，对肠道溃疡有预防和辅助治疗作用。

· 每日建议摄取量

800 微克维生素 A
相当于

 +

40 克西蓝花　　　　　60 克菠菜

男性 800 微克，女性 700 微克。

（注：此数据来源于《中国居民膳食营养素参考摄入量速查手册：2013 版》）

· 重点推荐食物（每 100 克可食部分维生素 A 含量）

羊肝	鸡肝	猪肝	西蓝花	胡萝卜	菠菜
（20972 微克）	（10414 微克）	（4972 微克）	（1202 微克）	（688 微克）	（488 微克）

食物最好熟吃

维生素 A 属于脂溶性物质，即可溶解在脂肪里，因此含有这种物质的食物最好熟吃，用食用油烹饪，或与肉类一起烹饪，以利于其吸收利用。

维生素 B₁

促进肠道蠕动，增进食欲

维生素 B₁ 能抑制胆碱酯酶的活性，有利于肠道的正常蠕动和消化腺体的分泌，可增强食欲，促进食物的消化吸收。

· 每日建议摄取量

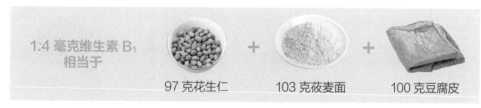

1.4 毫克维生素 B₁ 相当于　　97 克花生仁　　+　　103 克莜麦面　　+　　100 克豆腐皮

男性 1.4 毫克，女性 1.2 毫克。

（注：此数据来源于《中国居民膳食营养素参考摄入量速查手册：2013 版》）

· 重点推荐食物（每 100 克可食部分维生素 B₁ 含量）

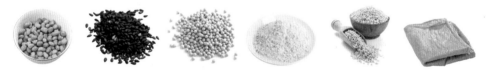

| 花生仁（生）
（0.72 毫克） | 黑芝麻
（0.66 毫克） | 黄豆
（0.41 毫克） | 莜麦面
（0.39 毫克） | 小米
（0.33 毫克） | 豆腐皮
（0.3 毫克） |

慎用小苏打

发酵面食最好选用酵母，而不要用小苏打，小苏打不仅不能提高面粉的营养价值，反而会破坏面粉中的 B 族维生素。

维生素 B₂

促进肠道对营养的吸收

维生素 B₂ 参与体内生物氧化与能量代谢，可促进肠胃对食物营养的吸收利用，改善便秘、消化不良等症状。

· 每日建议摄取量

1.4 毫克维生素 B₂ 相当于

 + +

100 克黑豆　　　　50 克干香菇　　　　43 克紫菜

男性 1.4 毫克，女性 1.2 毫克。

（注：此数据来源于《中国居民膳食营养素参考摄入量速查手册：2013 版》）

· 重点推荐食物（每100克可食部分维生素 B₂ 含量）

猪肝	羊肾	干香菇	猪肾	紫菜（干）	黑豆
（2.08 毫克）	（2.01 毫克）	（1.26 毫克）	（1.14 毫克）	（1.02 毫克）	（0.33 毫克）

不宜多吃咸菜

咸菜含有亚硝胺等致癌物，常食容易增加患胃癌和食管癌的概率，且含盐较高，对胃肠道黏膜有一定的损害。

维生素 C

加速肠道蠕动，预防消化系统肿瘤

维生素 C 可加速胃肠蠕动，促进消化；保护胃部和增强胃抗病能力；预防胃癌、结肠癌等多种消化系统肿瘤。

· 每日建议摄取量

100 毫克维生素 C
相当于

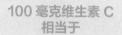 20 克鲜枣 + 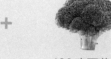 100 克西蓝花

（注：此数据来源于《中国居民膳食营养素参考摄入量速查手册：2013 版》）

· 重点推荐食物（每 100 克可食部分维生素 C 含量）

鲜枣	芥蓝	豌豆苗	猕猴桃	菜花	西蓝花
（243 毫克）	（76 毫克）	（67 毫克）	（62 毫克）	（61 毫克）	（51 毫克）

每天喝一杯蔬果汁

维生素 C 广泛存在于新鲜的蔬菜、水果中，每天喝一杯蔬果汁可以获取丰富的维生素 C，如苹果、梨、猕猴桃、彩椒等都是很好的打汁原料。

第三章 要想『肠』舒服，就要吃对吃好

维生素 E
缓解肠道压力，促进溃疡面愈合

维生素 E 有助于食物的消化与分解，不仅可缓解肠道压力，促进溃疡面的愈合，而且可抑制幽门螺杆菌的生长，使溃疡病愈合后的复发率降低。

· 每日建议摄取量

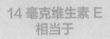

14 毫克维生素 E
相当于

 +

36 克花生仁　　　　　　7.5 克豆油

（注：此数据来源于《中国居民膳食营养素参考摄入量速查手册：2013 版》）

· 重点推荐食物（每 100 克可食部分维生素 E 含量）

豆油	黑芝麻	核桃	芝麻酱	豆腐皮	花生仁（生）
（93.08 毫克）	（50.4 毫克）	（43.21 毫克）	（35.09 毫克）	（20.63 毫克）	（18.09 毫克）

维生素 E 摄入须知

1. 维生素 E 在植物油中的含量很高，如花生油、大豆油等，日常饮食中应以植物油为主，每天 25 克为宜。

2. 维生素 E 在高温油中会遭到破坏，因此在烹调富含维生素 E 的食物时应大火快炒，且最好不要用油炸的方式。

猪肝

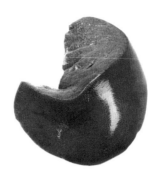

修复肠道黏膜

维 生 素 A：4972 微 克
（每 100 克可食部分）
推荐量： 每天 50 克
哪些人不适合吃： 高血
压、冠心病、肥胖症及高脂血
症患者少食

·促进肠道蠕动

　　猪肝中富含维生素 A，不仅可以促进消化，增强肠道免疫力，而且能保持肠道细胞膜和溶酶体膜的稳定性，避免细胞膜受损和组织酶释放，保持肠道健康。此外，维生素 A 还有助于修复肠道黏膜。

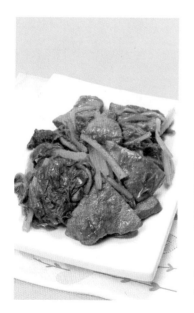

·这样烹调对肠道好

1　猪肝是解毒器官，买回的鲜肝不要急于烹调，应把猪肝放在水龙头下冲洗 10 分钟，然后在水中浸泡 30 分钟，之后再烹调。

2　猪肝要现切现做，因为新鲜的猪肝如长时间放置，不仅损失营养，而且炒熟后会出现许多颗粒凝结在猪肝上，影响外观和质量，所以猪肝切片后应迅速使用调料和水淀粉拌匀，并尽快下锅。

3　将猪肝和大米一起煮粥，每天吃 3 次，可以改善产后大便干结等症状。

4　猪肝烹调时间不能太短，应该在急火中炒 5 分钟以上，使肝完全变成灰褐色，看不到血丝为宜。

·有益肠道健康的搭配

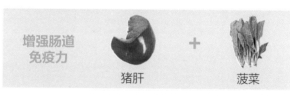

增强肠道
免疫力　　猪肝　+　菠菜

　　猪肝含丰富的维生素 A，菠菜有滋阴补血的功效，二者搭配可预防贫血，并能增强肠道免疫力。

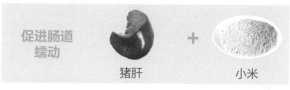

促进肠道
蠕动　　猪肝　+　小米

　　猪肝富含维生素 A 能促进消化，小米富含维生素 B_1 能促进肠道蠕动，二者搭配食用有利于消化吸收，维持肠道健康。

小米

健胃消食佳品

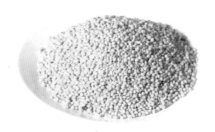

维 生 素 B_1：0.33 毫 克
（每 100 克可食部分）
推荐量：每餐 60 克
哪些人不适合吃：虚寒体质者少食

· 促进肠道蠕动

小米富含维生素 B_1，可促进肠胃蠕动、增加食欲、改善消化不良。此外，小米对糖尿病患者服药引起的肠道反应也有辅助治疗作用。

· 这样烹调对肠道好

1. 熬粥时，等水沸腾后再加入小米，这样煮出来的小米粥不仅浓稠、口感宜人，而且有利于营养的吸收，可改善消化不良，保护肠道健康。

2. 小米中缺乏赖氨酸，而豆类赖氨酸含量比较高，二者搭配可以实现蛋白质的互补，提高营养价值，有利于增强食欲，促进肠道消化和吸收。

3. 小米磨成粉，和面粉掺和，制成饼、窝头、发糕等，味道不错，能起到消食的作用。

· 有益肠道健康的搭配

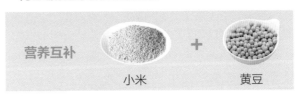

营养互补　小米　＋　黄豆

小米缺乏赖氨酸，黄豆则富含赖氨酸，二者同食可提高蛋白质的利用率，促进肠道消化吸收，提高肠道免疫力。

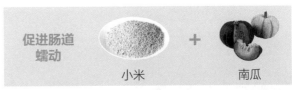

促进肠道蠕动　小米　＋　南瓜

小米富含维生素 B_1，能促进肠道蠕动，南瓜富含膳食纤维，也能促进肠道蠕动，二者搭配食用能促进肠道蠕动的作用，保持肠道健康。

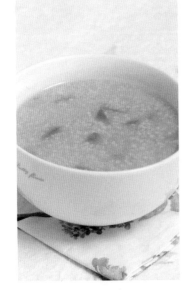

香菇

增加有益菌的"催化剂"

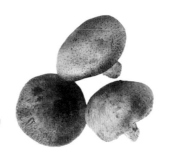

维 生 素 B$_2$：1.26 毫 克
（干）（每100克可食部分）
推荐量：每餐15克
哪些人不适合吃：脾胃虚
寒者忌食

·促进肠道蠕动

香菇中富含的维生素 B$_2$ 能增加肠道有益菌的数量，帮助清除肠道毒素，保持肠道健康。此外，香菇中的香菇素有助于加速人体新陈代谢，促进肠道毒素和废物排出，防止肠道发生病变，有效保持肠道健康。

痛风、肾脏疾病患者不宜吃香菇

香菇中的嘌呤成分较高，痛风、肾脏疾病患者食用后容易在体内产生尿酸，且容易导致肾功能出现异常，因此，这两种人尽量不要食用香菇。

·这样烹调对肠道好

1 晒干或烘干后的香菇，无论香味、鲜味，还是膳食纤维的含量，都超过了新鲜香菇，因为干香菇含有核糖核酸，在烹饪时更容易散发出来，并被水解为鸟苷酸，使得味道更鲜香，并能促进肠道蠕动。

2 使用干香菇烹调前，最好先用80℃左右的热水将干香菇泡发，但不可浸泡过久，等菇盖全部软化即可捞起，以免香菇中维生素 B$_2$ 流失。

·有益肠道健康的搭配

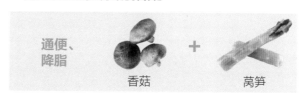

通便、
降脂

香菇　＋　莴笋

香菇和莴笋都是高钾低钠食物，二者搭配食用有利尿、通便、降脂、降压的功效，可用于预防慢性习惯性便秘、高血压、高脂血症等。

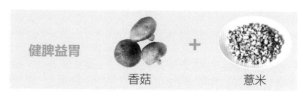

健脾益胃

香菇　＋　薏米

香菇营养丰富，有益气补饥、化痰理气的功效；薏米是健脾利湿、清热排脓的佳品。二者又都具有抗癌的功效，搭配食用不仅可以健脾益胃，而且能协同抗癌。

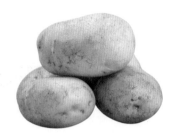

土豆

提高肠道免疫力

维生素C：27毫克（每100克可食部分）
推荐量：每餐100克
哪些人不适合吃：糖尿病患者不宜食用过多

· 促进肠道蠕动

土豆富含维生素C，能发挥清洁肠道的作用，促进肠道代谢；提高肠道的免疫力，预防肠道细胞发生癌变；舒缓压力，防止身体因过度紧张而出现肠道蠕动障碍。此外，土豆中含有大量膳食纤维，能促进肠道蠕动，预防便秘及肠道疾病。

土豆做主食，控制体重又缓解便秘

土豆能量大大低于同重量谷类，同时膳食纤维含量较高。每天用土豆代替一餐的谷类，不但有助于控制体重，而且可以缓解便秘的症状。

· 这样烹调对肠道好

1 土豆可以煮、蒸以代替主食，发挥清洁肠道的作用。需要注意的是，如果土豆外皮长芽，烹调前要将芽去除，因为这种芽含有毒素，容易对肠道造成伤害。

2 新鲜土豆去皮打成汁是极佳的制酸剂，可用于治疗消化不良，但味道不是很好，可以加点蜂蜜调味。

· 有益肠道健康的搭配

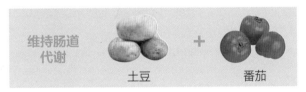

维持肠道代谢　土豆　＋　番茄

番茄和土豆都含有丰富的钾元素，能强化人体对钾的吸收，帮助促进能量代谢，维持肠道代谢的功能。此外，番茄含有大量抗氧化成分，与富含维生素C的土豆一起食用，能增强人体抗氧化能力，提高肠道免疫力。

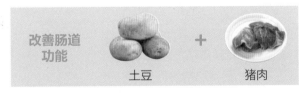

改善肠道功能　土豆　＋　猪肉

猪肉富含维生素B_1和锌，有助于土豆中糖类的代谢，为人体提供更多的能量，并能促进消化、改善胃肠功能。

养好肠道　年轻20岁

猕猴桃

阻止亚硝胺的形成

维生素C：62毫克（每100克可食部分）
推荐量：每天1~2个
哪些人不适合吃：脾胃虚弱者不宜多吃

· 促进肠道蠕动

猕猴桃中含有大量的维生素C。维生素C是一种强抗氧化剂，能阻止肠道内致癌物质——亚硝胺的合成，具有抑制癌细胞形成的作用。此外，猕猴桃中含有丰富的膳食纤维，不仅能降低胆固醇，促进心脏健康，而且可以帮助消化，防止便秘，快速清除体内堆积的有害代谢物。

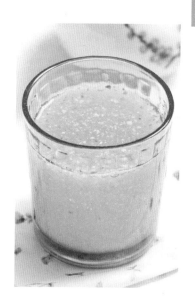

· 这样烹调对肠道好

硬的猕猴桃不仅口感酸涩，糖分很低，而且让人感觉刺口，因为其含有大量蛋白酶，会分解舌头和口腔黏膜的蛋白质，引起不适感。所以，猕猴桃一定要放熟再吃。

· 有益肠道健康的搭配

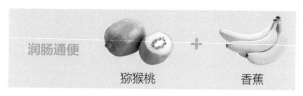

润肠通便　　猕猴桃　＋　香蕉

猕猴桃和香蕉都有润肠的作用，二者同食有助于大便通畅，预防便秘。

猕猴桃要挑选尖头的

猕猴桃要选头部尖尖的，这样的比较甜，尤其是果皮颜色略深，接近土黄色的那种更甜，而不要选头部扁扁的那种。此外，挑选猕猴桃时要选择果实整体软硬一致的，如果只有某个部位软就是烂的。

苹果

健脾养胃，防便秘

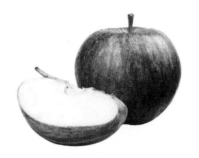

维生素C：4毫克（每100克可食部分）

推荐量：每天1~2个

哪些人不适合吃：肾病、糖尿病患者慎食。胃寒、脾胃虚弱、白细胞减少症、前列腺肥大、溃疡性结肠炎等患者忌食生苹果

· 促进肠胃蠕动，缓解便秘

苹果中的膳食纤维能够促进肠胃蠕动，帮助排便；苹果中含有丰富的鞣酸，鞣酸是肠道收敛剂，能减少肠液分泌而使大便内水分减少，达到止泻的目的。

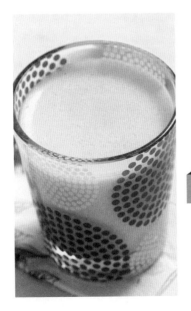

· 这样烹调对肠道好

苹果一般都是生吃，因为生吃苹果能够很好地保护其水溶性维生素及膳食纤维。苹果中富含的果胶是一种水溶性膳食纤维，能降低胆固醇。另外，苹果皮富含果胶、维生素C等，苹果最好清洗干净（可用盐来搓洗）后带皮一起吃。

熟吃苹果也有益处，可预防口腔内生热疮、牙龈炎、便秘等疾病，还有降血糖、抑制自由基、抗氧化等功效。熟吃的方法是：将苹果连皮切成六至八瓣，放入冷水锅内煮，待水开后，将苹果取出，连皮吃下。

苹果可以做沙拉、榨汁，还可以蒸、煮、炖、煲汤、做苹果茶等。无论怎么吃，苹果都可促进肠胃蠕动，对预防便秘和腹泻有一定效果。

· 有益肠道健康的搭配

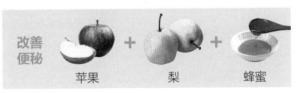

改善便秘　苹果 ＋ 梨 ＋ 蜂蜜

将苹果和梨子去皮和核，切块，煮成汤。可以促进肠胃蠕动，帮助消化。

一个苹果至少要吃10分钟

吃苹果一定要细嚼慢咽，一个苹果至少要吃10分钟，这样不仅利于消化，更重要的是对口腔卫生和预防疾病大有好处。研究表明，吃一个苹果后，口腔内的细菌将减少90%。

木瓜

健胃消食

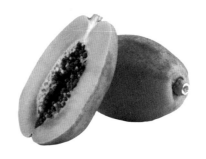

维生素C：43 毫克（每100 克可食部分）
推荐量：每天 200 克
哪些人不适合吃：过敏体质的人忌食。胃酸过多者不宜食用

·加强肠胃消化功能

木瓜中含有木瓜酶，木瓜酶能消化分解脂肪和蛋白质，加强肠胃的消化吸收功能，具有健脾消食的功效；木瓜富含维生素C，可加速肠胃蠕动，促进消化，能增强胃部的抗病能力，对预防多种消化系统肿瘤有很好效果。

·这样烹调对肠道好

木瓜可以生吃，也可以打成汁喝，还可以炒菜、炖菜食用，营养保留比较完整，且口感不错，健胃消食作用也不减。此外，饭后吃少量的木瓜，有助于肠道消化吸收。

·有益肠道健康的搭配

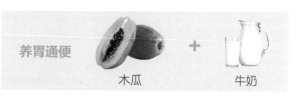

养胃通便　　木瓜　+　牛奶

木瓜 50 克，牛奶 100 克。木瓜去皮和子，洗净，切块，然后和牛奶、适量水一起放入果汁机中打成汁喝，有利于养胃、通便。

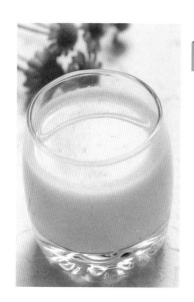

老人、儿童可以用木瓜和香蕉榨汁

老人和儿童消化能力相对较弱，木瓜中含有木瓜酶，能消化分解蛋白质，有利于人体对食物的消化吸收。香蕉有润肠通便的功效，两者一起榨汁食用，有助消化，对肠胃有益。对老人、儿童和消化吸收功能较差者有帮助。

黑芝麻

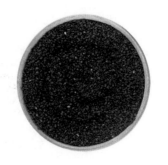

使肠道蠕动更活跃

维生素 E：50.4 毫克（每 100 克可食部分）

推荐量：每餐 20 克

哪些人不适合吃：牙痛、易"上火"、易腹泻的人最好少吃

· 控制肠道运动

黑芝麻含有维生素 E，有利于调理自主神经，控制肠道运动，使肠道蠕动更为活跃；有效预防结肠癌的发生；使肠道中的粪便充分吸收水分，使粪便软化，有助于润肠通便。

黑芝麻宜密封冷藏

黑芝麻富含油脂，容易因为保存不当而泛油返潮，且引起馊味。所以，黑芝麻最好密封冷藏。

· 这样烹调对肠道好

1 将黑芝麻研磨成粉，与大米一起煮成粥，可以提高黑芝麻中维生素 E 的吸收率，有助于肠道消化吸收。

2 黑芝麻还富含维生素 B_1，但维生素 B_1 在烹调过程中容易流失，建议和洋葱或大蒜一起烹调，因为大蒜或洋葱中的丙烯硫化物有助于黑芝麻中的维生素 B_1 发挥作用，能增强肠道代谢功能，有利于肠道健康。

· 有益肠道健康的搭配

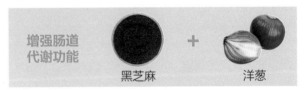

增强肠道代谢功能　黑芝麻　＋　洋葱

维生素 B_1 在烹调过程中容易流失，而洋葱中含有的丙烯硫化物有助于黑芝麻中的维生素 B_1 发挥作用，增强肠道代谢功能，保持肠道健康。

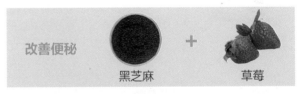

改善便秘　黑芝麻　＋　草莓

将富含维生素 C 的水果如草莓，与黑芝麻一起打成果汁，能促进人体有效吸收黑芝麻中的铁，有助于预防贫血，而且能改善便秘的症状。

钾

促进肠道蠕动，防治厌食症

钾能够促进肠道蠕动，防止肠麻痹，治疗厌食症及多种消化系统疾病。

· 每日建议摄取量

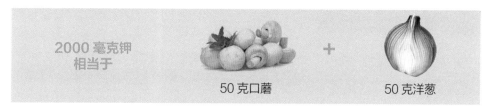

2000 毫克钾
相当于

50 克口蘑   +   50 克洋葱

（注：此数据来源于《中国居民膳食营养素参考摄入量速查手册：2013 版》）

· 重点推荐食物（每100 克可食部分钾含量）

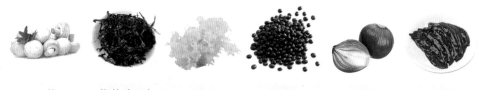

口蘑	紫菜（干）	银耳	黑豆	洋葱	猪肝
（3106 毫克）	（1796 毫克）	（1588 毫克）	（1377 毫克）	（912 毫克）	（855 毫克）

出现这 5 个症状，提醒你要补钾了

如果出现疲劳、手脚无力、消化功能紊乱、心律失常、烦躁不安这 5 个症状，那么你可能就需要补钾了。

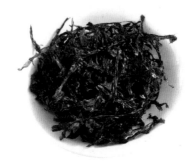

紫菜

促进肠道代谢

钾: 1796 毫克（干）（每100 克可食部分）

推荐量: 每餐 10 克

哪些人不适合吃: 脾胃虚寒、腹痛便溏者少食

· 使肠道呈弱碱性

紫菜富含钾，能保持人体酸碱平衡，并使肠道保持适当的弱碱性，有利于肠道代谢，促进消化吸收顺利进行。此外，紫菜中含碘丰富，可促进肠道内有害物质和炎症渗出物的排泄。

· 这样烹调对肠道好

1 食用紫菜前最好先用清水泡发，并换 1~2 次水，以清除其中的污染、有毒物质。此外，若紫菜冷水浸泡后呈蓝紫色，说明紫菜在干燥、包装前已被有毒物污染，对肠道有害，不宜食用。

2 将紫菜、香油、酱油放入碗中，加入适量热水冲泡，于晚餐前 30 分钟喝下，可促进排便，缓解便秘。

3 每天晨起时，空腹喝 1~2 碗紫菜汤（只需紫菜与清水一起烹调，无须添加其他调料），润肠通便作用显著。

· 有益肠道健康的搭配

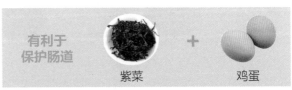

有利于保护肠道   紫菜   +   鸡蛋

紫菜搭配鸡蛋食用，能提升二者的营养价值，紫菜中的钙能促进人体对鸡蛋中维生素 B_{12} 的吸收，有利于维持肠道健康。

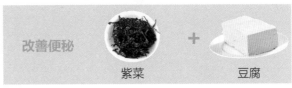

改善便秘   紫菜   +   豆腐

紫菜还富含镁，与富含钙的豆腐同时食用，可促进钙的吸收，有利于促进肠道消化代谢，保持肠道酸碱平衡。

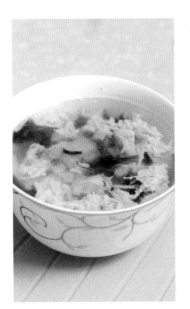

镁

维持肠道功能，提高营养的吸收率

镁具有维持肠道功能的作用，提高肠道对营养物质的消化吸收。

· **每日建议摄取量**

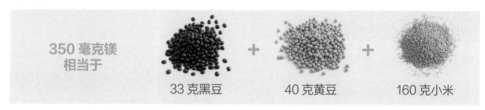

350 毫克镁
相当于

33 克黑豆 + 40 克黄豆 + 160 克小米

男性 350 毫克，女性 300 毫克。

（注：此数据来源于《中国居民膳食营养素参考摄入量速查手册：2013 版》）

· **重点推荐食物**（每100 克可食部分镁含量）

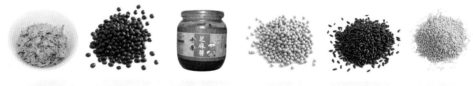

虾皮	黑豆	芝麻酱	黄豆	黑米	小米
（265 毫克）	（243 毫克）	（238 毫克）	（199 毫克）	（147 毫克）	（107 毫克）

人体缺镁有什么表现

我们怎么才能知道自己是否缺镁呢？其实身体缺镁时会发出一些信号，如果出现厌食、恶心、呕吐、淡漠、记忆力减退、易激动等现象，这可能是缺镁的表现，严重时则会有癫痫样发作。

黑豆

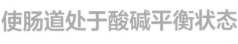

使肠道处于酸碱平衡状态

镁：243 毫克（每 100 克可食部分）

推荐量： 每天 20~30 克

哪些人不适合吃： 消化不良者不宜多食

· 维持肠道内酸碱平衡

黑豆中富含的镁元素能促进肠道新陈代谢，使肠道处于酸碱平衡状态，更好地发挥消化作用。此外，黑豆中的花青素能帮助消除自由基，有助于抗氧化，增强机体免疫力，保持肠道健康。

· 这样烹调对肠道好

1 黑豆含有一种抗胰蛋白酶，可影响蛋白质的消化吸收，引起腹泻，但加热后，其中的抗胰蛋白酶会被破坏，不会发生不良反应，所以，黑豆一定煮熟再食用。

2 黑豆皮中富含花青素、铁等。因此，吃黑豆时最好带皮一起吃，营养价值更高，有利于消化吸收。

3 将黑豆放入烤箱中烤干，然后研成粉末放入密闭罐中保存。每次取出 20 克，加入开水调成糊状，能有效缓解便秘症状。

4 将黑豆和排骨、鸡蛋等一起煮汤喝，能完整摄取黑豆中的膳食纤维、花青素和维生素，有助于促进肠道蠕动，预防便秘。

· 有益肠道健康的搭配

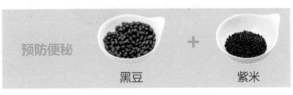

预防便秘　　黑豆　＋　紫米

黑豆中的镁能维持肠道酸碱平衡，保护肠道，紫米富含膳食纤维，二者搭配食用有利于促进肠胃蠕动，预防便秘。

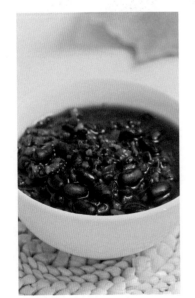

锌

改善肠道，促进食欲，抗消化道溃疡

　　锌有助于改善肠道的消化功能，提高味觉敏感度，促进食欲；对胃液分泌有抑制作用，有抗消化性溃疡作用。

· 每日建议摄取量

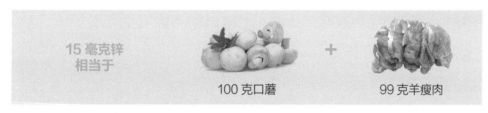

15 毫克锌
相当于

100 克口蘑　　+　　99 克羊瘦肉

（注：此数据来源于《中国居民膳食营养素参考摄入量速查手册：2013 版》）

· 重点推荐食物（每 100 克可食部分锌含量）

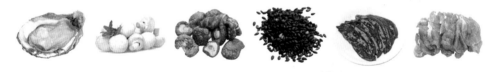

牡蛎	口蘑	干香菇	黑芝麻	猪肝	羊瘦肉
（71.2 毫克）	（9.04 毫克）	（8.57 毫克）	（6.13 毫克）	（5.78 毫克）	（6.06 毫克）

> **补锌可同时吃富含钙和铁的食物**
>
> 　　单纯补锌不仅难以被人体吸收，还会干扰其他营养素的吸收。例如，锌会影响人体对铁的吸收，形成缺铁性贫血。因此，补锌时，同时吃富含钙和铁的食物，三种元素协同作用，可促进锌的吸收与利用。

牡蛎

促进肠道代谢

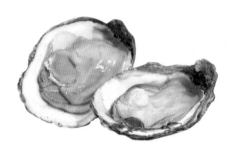

锌: 71.2 毫克（每100 克可食部分）

推荐量: 每天 15~30 克

哪些人不适合吃: 痛风及尿酸过高者、生疮及体质虚寒者不宜食用

· 促进肠道代谢

牡蛎含锌丰富，能帮助滋润肠道，保持肠道的酸碱平衡，促进肠道代谢，使肠道消化顺利进行，促进食欲。

· 这样烹调对肠道好

1 食用牡蛎时，不宜饮用啤酒，否则容易诱发痛风；也不宜与水果同食，容易引起腹泻，应在吃完牡蛎2小时后再吃水果。

2 鲜牡蛎可以采用清蒸、煮汤等方法烹调，这样营养素损失较少，有利于肠道消化顺利进行，还能增强食欲。

3 肠道不好的人食用牡蛎时应以清淡为主，避免油炸等方式，有利于保护肠道。

· 有益肠道健康的搭配

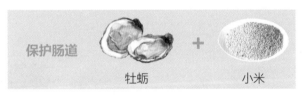

保护肠道　　牡蛎　＋　小米

牡蛎中缺乏色氨酸、蛋氨酸，搭配色氨酸和蛋氨酸含量较高的小米，能更好地发挥其保持肠道酸碱平衡的作用。

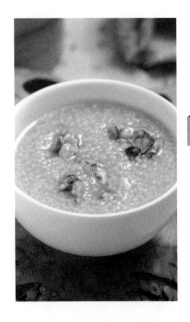

挑选新鲜牡蛎

牡蛎以壳黑白明显者为佳，去壳之后的肉完整丰满，边缘乌黑，肉质带有光泽、有弹性。

乳酸菌

维持肠道菌群平衡

　　乳酸菌是指发酵糖类主要产物为乳酸的一类无芽孢、革兰染色阳性细菌的总称。它种类很多，但都是让肠胃更加健康的有益菌，所以，当肠道菌群失衡时，最好的解决办法就是补充乳酸菌。此外，乳酸菌不仅能调节肠道的正常菌群，提高食物消化率，而且能帮助消化食物，清除肠道垃圾，从而达到清洁肠道的目的。

· 如何正确食用乳酸菌

1 天天补充要跟上。乳酸菌无法长期停驻于肠道中，因此，每天都要补充优质乳酸菌。

2 最好于餐后补充乳酸菌。因为用餐后，胃部的酸度较低，乳酸菌此时能活着通过胃部，顺利达到肠道。

3 市售乳酸菌产品需慎选。要选择菌种标示清楚，有卫生健康食品认证，有研究团队支持的乳酸菌产品。

4 乳酸菌饮品要低温保存，因为乳酸菌不耐热，不耐氧气，所以打开后要尽快喝完。

这种含乳饮料的配料表中排在第一位的是水，说明水所占的比重是最大的，是水加入了少量奶及糖等调制而成的，属于饮料，而不是牛奶，但可以补充一定的乳酸菌。

名称：活性乳酸菌饮品
配料：水、结晶果糖、脱脂乳粉、木糖醇、白砂糖、菊粉、葡萄糖、柠檬汁、果胶、可溶性大豆多糖、乳酸、甜菊糖苷、三氯蔗糖、干酪乳杆菌、食品用香精。

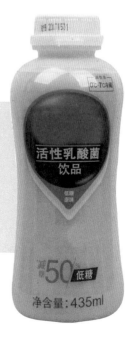

活性乳酸菌
饮品

净含量：435ml

酸奶

肠道菌群的"调节器"

乳酸菌：无具体数据
推荐量：每天 300 克
哪些人不适合吃：胃酸过多、胃肠道手术后少食

· 保持肠道菌群的
生态平衡

酸奶里的乳酸菌能抑制腐败细菌的繁殖，减少腐败菌产生毒素，保持肠道菌群的生态平衡，令肠道环境得以改善，有效缓解慢性便秘及预防癌症。此外，酸奶中含有多种酶，能够促进消化吸收，增强胃肠的消化功能。

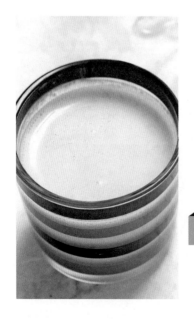

· 这样烹调对肠道好

1 酸奶要在饭后饮用，因为空腹时胃液酸度较高，如果这时喝酸奶，酸奶中的有益菌会被胃酸杀死，其营养价值大大降低，而饭后胃酸已经被稀释，这时喝酸奶可更好地发挥作用，所以酸奶在饭后饮用效果最佳。

2 酸奶中的乳酸菌不耐高温，因此酸奶一定要冷饮，不要加热后饮用，否则起不到保健作用，保存时也要冷藏。

· 有益肠道健康的搭配

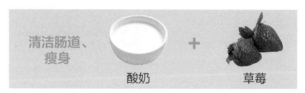

清洁肠道、瘦身　　酸奶　＋　草莓

草莓富含的维生素 C 和胡萝卜素，搭配酸奶中的乳酸菌，有清洁肠道、瘦身的作用。

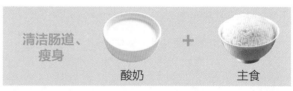

清洁肠道、瘦身　　酸奶　＋　主食

在吃完米饭、面条、包子、馒头等后，可喝些酸奶，可使酸奶中的营养更好地被肠道吸收利用。

喝完酸奶要及时漱口

酸奶中的某些菌种及酸性物质和糖对牙齿有一定损害，所以，喝完酸奶要及时漱口。

酶是分解消化食物、吸收营养的"魔术师"

酶是一种蛋白质，作为生物体内的催化剂，主要负责加快新陈代谢及维持生物体的各项生理功能——食物的消化与吸收、器官的运作、细胞修复和功能改善、激素的分泌等。

人体中大概有 60 万亿个细胞，每个细胞都在许许多多的酶分子的相互作用下活动，以维持人体的健康运行。打个比方，如果人体是电灯，酶就是电流，如果没有酶的参与，人体就会死机。

我们吃的食物中含有的蛋白质、脂肪、糖类等，都是分子较大的营养素，要使身体充分吸收，需要进行进一步的分解，这个过程就是消化，而酶是其中的"功臣"。

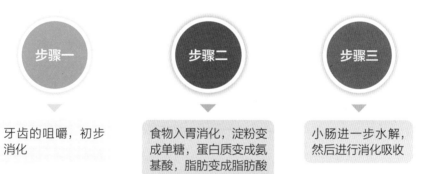

步骤一	步骤二	步骤三
牙齿的咀嚼，初步消化	食物入胃消化，淀粉变成单糖，蛋白质变成氨基酸，脂肪变成脂肪酸	小肠进一步水解，然后进行消化吸收

在这个过程中，蛋白酶、淀粉酶、脂肪分解酶相互协同作用，最终使食物顺利被消化，营养成分被充分吸收。

高温会使酶活性降低或消失

酶作为一种蛋白质，在低温甚至冻结之后很稳定，但遇到高温后，结构会受到破坏，同时功能也会随之减弱甚至消失。通常，大部分酶在 50℃ 开始变性，结构受到破坏，功能开始失活，温度越高失活速度越快，70℃ 大都完全失去活性。因此，在补充酶时，一定要注意温度的控制。

你体内的酶充足吗

酶有利于肠道分解消化食物，促进营养的吸收，我们可以通过下面的小测试测试一下体内的酶是否充足。

自测内容

1. 经常感到头痛、头重。
2. 常有头晕目眩、耳鸣等症状。
3. 经常咳嗽，呼吸道红肿。
4. 失眠、多梦、早醒。
5. 多汗、盗汗。
6. 完全不出汗，甚至没有虚汗。
7. 眼痒或眼充血，眼睑水肿，容易出现黑眼圈。
8. 经常打喷嚏、流鼻涕、鼻塞等。
9. 舌苔发白，舌、牙龈、嘴唇容易肿。
10. 容易出现水痘、痤疮、皮肤瘙痒、荨麻疹等。
11. 经常出现胸部疼痛或心慌。
12. 经常出现腹泻、大便不成形、胀气等。
13. 大便恶臭、便秘。
14. 经常放屁。
15. 时常出现胃痛、胃灼热等症状，且频繁打嗝。
16. 午饭后易犯困。
17. 容易腰痛、颈椎痛、坐骨神经痛、关节痛。
18. 经常腿肚子抽筋、肌肉疼痛、肩膀酸痛等。
19. 下半身怕冷，且经常水肿。
20. 经常出现尿急、尿频。
21. 易怒、心神不定、健忘。
22. 痛经、月经不调。
23. 脾气暴躁、注意力不集中、学习能力下降。
24. 常感觉浑身无力、疲劳。

诊断结果

情况都不符合：说明酶活跃在身体各个部位，身体健康。

情况符合1~2条：这种情况较为普通，身体问题不大，应加以注意。

情况符合3~5条：消化酶不足的可能性较大，饮食上多吃些新鲜蔬菜和水果。

情况符合6条以上：消化酶和代谢酶严重不足，除摄取含酶食物、控制食量外，还需补充多种维生素和矿物质。

轻断食是"节约酶"的好方法

吃东西时要经过消化和吸收，需要使用大量的消化酶，消耗庞大的酶能源。而不吃东西时消化系统能够得到休息，同时也能节约体内的酶，这样有利于维持身体健康。轻断食是"节约酶"的好方法。

什么是轻断食

轻断食是每周5天正常饮食，其余2天减少进食（进食量约为平时的1/4），让身体恢复到最自然的状态，达到"节约酶"的目的，有利于消化能力的提高。

哪些人群不适合轻断食

轻断食并不等于绝食，而是以低能量的食物代替正常的三餐，以促进肠胃排空，让肠胃得到暂缓的休息。但是，需要注意的是，5∶2轻断食法不是一个人人皆宜的方法，以下几类人就不适合这种轻断食。

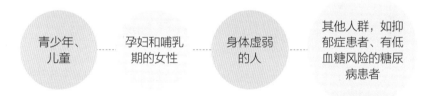

青少年、儿童　　孕妇和哺乳期的女性　　身体虚弱的人　　其他人群，如抑郁症患者、有低血糖风险的糖尿病患者

轻松掌握轻断食的几大方法

和朋友一起轻断食

事实上，轻断食很简单，也很容易坚持，但有时候你会觉得一个人没有太大的激励，会担心坚持不下去。其实有一个好办法就是，找一个也想节约酶的好友一起轻断食，这样轻断食的成功概率就大大增加了，好朋友相互鼓励，相互提醒，这里的好朋友可以是闺密、情侣，也可以是夫妻，能一起轻断食，效果会更好。

轻断食那天提前做好餐点

轻断食日，需要把饮食量降到平日的 1/4，并且不吃午餐。因此，最好提前一天就准备好轻断食日的食材。例如，轻断食日的早餐吃 1 片全麦吐司和 2 个白煮蛋，晚餐来 1 盘清淡的蔬菜沙拉和 1 个柑橘，就是不错的选择。

吃饭前先忍一下

刚开始轻断食的日子，可能会有些饿，于是很多人就想找东西来填一下空空的胃。为了避免轻断食中途失败，你可以这么做：如果饿了，告诉自己忍 10 分钟就好，做点事情，例如听听歌，走走路，然后再吃。可能在等的时间内，不知不觉就感到不饿了。

进食的时候也请注意，吃到满足就行了，不要吃到饱，这也是有助于轻断食成功的方法。

轻断食那天忙碌一点

轻断食那天只吃两餐，中间空出来的时间会很容易让人想到"饿"这件事，怎么办？找点事做，例如看本书、看个电影、小锻炼一下，转移自己对食物的注意力，让自己忙碌一点，一天很快就过去了，你也能享受身体轻松的时光。

多喝汤

在轻断食日，如果真的觉得很饿，不妨试着多喝汤，如把蔬菜做成浓羹，这样比直接吃水煮蔬菜更管饱。蔬菜可以多选择根茎类能增加咀嚼的，这也是增加饱腹感的一个方法。

"从两点到两点"轻断食法

轻断食日的饮食，不用机械地遵循从 0 点算起，到 24 点结束。可以选择吃一顿平日的午餐，然后从下午 2 点开始轻断食，到了晚餐开始轻断食的第一顿，次日的早上吃轻断食早餐，中午选择不吃。第二天晚上恢复平日饮食。这样能够让轻断食计划更轻松、更容易实施。

感觉不适要立刻停止

轻断食方法的最大特点就是弹性和宽容，如果你今天感觉不好，就别坚持，明天也可以轻断食。感觉到不适，要赶紧停下来！

新鲜蔬果汁可保留最完整的酶

由于饮食文化的关系，人类吃的大部分食物会经过蒸煮，而保存在天然食物中的酶会由于加热受到破坏，这样就会减少人们摄取来自大自然中酵素的机会。蔬果汁是用新鲜、没有经过烹调的蔬果所制，所含酶保留最完整（避免了加热导致的酶流失），常喝新鲜蔬果汁，其中的酶能马上被肠道消化吸收，还能提升肠道的免疫力，保持肠道健康。此外，蔬果汁所含的膳食纤维，还能清洁肠道，具有重建人体生态平衡的作用。

5 分钟巧榨蔬果汁

蔬果汁的制作过程十分简单，选好机器、处理好食材、加入适量饮用水后启动机器，直至提示做好即可。榨好的蔬果汁中会有很多渣子，对于消化功能较弱的人，可以过滤以后再饮用。

榨蔬果工具选择

榨汁机可以将蔬果快速榨成蔬果汁，经济实用；原汁机是以石磨原理榨汁，比较低速，减少了营养素的破坏，有的设置大口径，不需要特别切割，但价格略贵；有些豆浆机也可以打果蔬汁，只需按功能选择就可以了；料理机拥有很多食材加工功能，既能榨汁、做豆浆，又能搅拌、粉碎等。大家可以根据自己需求选择合适的工具。

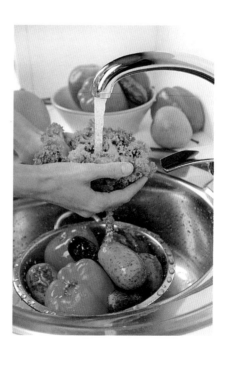

清水或苏打水清洗蔬果更放心

用流动的清水洗蔬果既简单又省心。可以先用流动的清水冲洗干净，然后再浸泡10分钟左右即可。如果对购买的蔬果不太放心的话，可以在水中放入适量的小苏打浸泡10分钟，再用清水冲洗干净，这样可以去掉大部分的脂溶性农药。

蔬果的切法

蔬果清洗完了，下一步就是蔬果的切削了。

> **巧用小工具**
>
> 像菠萝、猕猴桃等太硬或太软的水果，用一般的水果刀不容易切好，这时可以用一些小工具帮忙处理果皮。如小刀片、勺子等，这样果肉就容易取出来了，比用刀或者用手方便得多。

> **其他工具**
>
> **磨泥器：** 苹果、胡萝卜等果蔬可用它磨成泥，口感顺滑，还保留了其嚼劲和香味。
>
> **榨汁器：** 主要用于柠檬、橙子等柑橘类水果榨汁。

榨蔬果汁

将切好的蔬果放进榨汁机中，加入水或豆浆等液体，盖上盖子，按下开关键，通常搅打 15～60 秒即可。打出来的蔬果沫不要丢掉，可以一起喝。榨好的蔬果汁最好尽快喝掉，不要久放。

让蔬果汁更好喝、更健康的小窍门

自主搭配蔬果食材、制作不同口味的蔬果汁，是一个有趣的过程。与此同时，掌握一些让蔬果汁更好喝的小方法、小技巧也不失为一种乐趣。

尽量选购当地的应季蔬果	当季蔬果是自然成熟的，新鲜，营养也高。同一种水果或蔬菜，一般当地产的品质更优良，因为避免了长途运输，可在蔬果达到最佳成熟度之后采摘
食材合理处理	大多数蔬菜和水果经过清洗、去皮、切块的简单处理后，即可直接榨汁。而有一些食材，例如菠菜，要先焯水除去部分草酸，然后过凉水再切段榨汁。对于大多数果蔬来说，能去皮的尽量去皮，以免表皮上附有蜡质、防腐剂或农药等
不同色系或种类轮换搭配	榨蔬果汁可根据蔬菜和水果的颜色、种类、口味等搭配，并且最好经常变化搭配组合，这样更有利于吸收不同营养，保证营养均衡
加水要适量	制作蔬果汁时，将食材处理后放入杯体中，还需要加入适量饮用水，一般加水量为食材量的1~2倍。有些特色饮品也可以不加饮用水，而加入豆浆、牛奶、酸奶等，别有一番风味

自己动手做天然酶，安全又放心

由于蔬果中含有丰富的酶，所以可以自己动手制作天然酶。新鲜蔬果通过自然发酵后，从中抽取含有多糖和少量酶的成分，做成蔬果汁饮品，是人们直接吸收天然酶最简单的方法。

自己动手制作天然酶，由于使用的材料和制作时间不同，具体的步骤会稍有不同。

第一步：准备主要材料

主要食材：新鲜的蔬菜和水果（最好是生长在干净环境中或无污染的有机产品）。

主要工具：装食材和砂糖的容器、菜板和刀、布块或高丽纸、绳子、木盆、玻璃容器等。

第三步：准备砂糖

选择砂糖时，可以根据自己的喜好选择不同的类型。但白砂糖无色无味，不会夺走食材本身的香气，且保存性能方面比较好。所以，制作天然酶一般选择白砂糖。

通常情况下，清除水分后的食材重量和白砂糖重量比例是1∶1，如果担心食材在发酵过程中腐烂，可以增加10%的白砂糖。

第二步：加工主要材料

1. 清洗干净食材。食材不同，清洗方法也会有所不同，尤其是一些连根一起腌制的食材，一定要用心清洗。
2. 对于体积大的食材，可适当地切小点。因为食材切小后腌制比较方便，且发酵效果也更好。
3. 最大限度地减少食材中的水分。将切好的食材放入容器前，清除食材中的水分很重要，否则在发酵过程中容易出现腐烂现象。

第四步：腌制

确定好腌制食材和白砂糖的量后，把它们放入容器中。若蔬菜或水果较大，可以切小点放入木盆，加入60%的白砂糖搅拌均匀，最后将剩余40%的白砂糖覆盖在食材上，且装满容器空间的80%左右为最合适。若食材较小，则与白砂糖分层放入，腌制效果最好。

第五步：封口、贴上标签

1. 食材放入玻璃容器后要及时封口。如果没有螺纹式盖子，就用布块或高丽纸密封，然后用绳子绑紧。如果有螺纹式盖子，先拧紧盖子，再稍微回拧一点，这样有利于发酵过程中产生的气体释放出来。
2. 封好的容器要标明食材名称、功效、腌制日期等内容，这样有利于准确掌握发酵及熟成的过程和时间。

第六步：初期 15 天的管理

当最上面的白砂糖溶化一半时，为了促进沉淀在下方的白砂糖溶化，需要每天上下摇晃容器，直到所有白砂糖都溶化为止，通常需要 15 天左右。

第七步：第一次发酵阶段（6 个月）

容器中出现发酵液后，要每周搅拌食材（要使用木质或塑料材质的干净工具搅拌），保证食材完全浸入发酵液中，直到发酵结束为止。

发酵过程中，由于食材的特性不同，发酵液的量会有差异，也会出现泡沫，这些都不用担心，只要比例正确，耐心等待即可。

第八步：过滤

腌制 6 个月后，将容器里面的食材过滤掉（食材不要扔掉，可以做成菜），留下发酵液开始进入熟成阶段。

第九步：二次发酵和熟成（6 个月）

过滤后的发酵液需要经过 6 个月的熟成过程，才可以饮用。也就是说，整个发酵和熟成过程需要 12 个月左右。

第十步：储藏和饮用

酶发酵液适合在室温下储藏。饮用酵素发酵液时，酵素和水以 1:3 的比例混合，如果觉得太甜或香气太浓，可以根据自己的口味加水。

木瓜酶，清宿便、排肠毒，辅助治疗便秘和消化不良

木瓜中含有木瓜酶，能消化分解脂肪和蛋白质，加强胃肠的消化吸收功能，具有健脾消食的功效。另外，木瓜富含维生素 C，可加速胃肠蠕动，促进消化，还能增强胃部的抗病能力，对预防多种消化系统肿瘤有很好的效果。

木瓜酶的制作方法

1 选择表面没有伤痕、裂口，外皮光滑的木瓜。清洗干净，去除水分，削去果皮，对切，去籽，再切成薄片。

2 称木瓜片重量，准备相同重量的白砂糖。把木瓜片和60%白砂糖混合均匀，放入容器中，再放入剩下的白砂糖，拧紧盖子。将食材的名称、功效、腌制日期等内容写在标签上，然后贴在容器上。

3 当木瓜片上面的白砂糖溶化一半时，为使底部的白砂糖也能更好地溶化，需要每天上下摇晃容器，直至所有白砂糖完全溶化为止，大约需15天。

4 将容器置于室内阴凉处。从腌制第一天开始，进入长达 6 个月的发酵期。这期间，为了防止食材发霉和腐烂，要保证食材浸没在发酵液中。如果无法按压食材，那么发酵结束前，应每周至少搅拌 1 次。发酵结束后，用过滤网过滤出发酵液，放入另一个容器，开始进入长达 6 个月的二次发酵和熟成过程。

5 发酵结束后，将酶发酵液在室温下保存，避免阳光直射。饮用时，将酶发酵液和水以 1∶3 比例混合，也可以根据自己的口味调整。

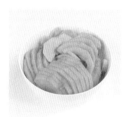 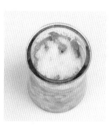

木瓜去皮，切成薄片。

木瓜和60%白砂糖占容器80%为宜，可避免在发酵过程中溢出。

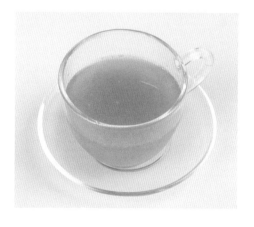

苹果酶，软化大便，促进有害物质排出

苹果中的膳食纤维能促进肠道内有害物质排出，生吃可软化大便、缓解便秘；煮熟吃具有收敛、止泻的作用，因为其所含的鞣酸是肠道收敛剂，能减少肠液分泌而使大便内水分减少，达到止泻的目的。

苹果酶的制作方法

1 尽量选择有机苹果，其制成的酶更健康。将苹果放入清水中浸泡10分钟，洗净，然后将苹果切成厚片（能获取更多的酶溶液）。

2 称苹果片的重量，准备相同重量的白砂糖。将苹果片和白砂糖一层一层地放入容器里，拧紧盖子，再将食材的名称、功效和腌制日期等内容写在标签上，然后贴在容器上。

3 一般7~10天，食材上面的白砂糖会溶化，之后每天上下晃动容器，直到容器中白砂糖全部溶化，大约需要15天。

4 将容器置于室内阴凉处。开始进入长达6个月的发酵期。发酵结束后，用过滤网滤出发酵液，放入另一个容器，发酵液进入长达6个月的二次发酵和熟成过程。

5 酶发酵液在室温下保存，避免阳光直射。饮用时，酶发酵液和水的比例以1∶3为宜，也可根据个人口味调整。

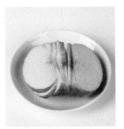

苹果清洗干净后，可以不去皮，但必须去核，否则在制作苹果酶过程中会产生毒性。

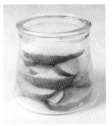

苹果和白砂糖叠层放入，再放入剩余40%的白砂糖。

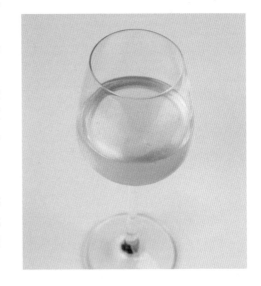

养好肠道 年轻20岁

·

发酵食物也是人体
补充酶的好方法

酶又称酵素。随着年龄增长，人体内的酶会逐渐减少，但在某种程度上，可以通过每天摄入适量发酵食物来补充，因为发酵食物中含有大量的酶。此外，发酵食物含有丰富的乳酸菌，能调节肠道菌群生态平衡，对身体健康很有好处。下面介绍几种主要的发酵食物。

纳豆：纳豆激酶抑制肠内有害菌

纳豆是以黄豆为原料发酵而成的深加工制品，所含纳豆激酶不受胃液的强酸影响，可以顺利通过胃液到达肠内，抑制肠道内的有害菌和病毒，给有益菌创造一个良好的生长环境，使肠道菌群达到一个有利健康的动态平衡，预防便秘。

纳豆的正确吃法

晚餐吃纳豆效果最好。因为食用纳豆后的 1～12 小时内纳豆激酶会发挥溶解血栓的功能。纳豆激酶不耐热，加热到 70℃ 活性就消失了，所以纳豆生吃效果最好。另外，纳豆开封后一定要放在冰箱内低温保存。

味增：乳酸菌清除肠道垃圾，保持肠道清洁

味增是由米、黄豆、盐和天然曲菌经过发酵而成的。它含有大量乳酸菌，能调节肠道的正常菌群，提高食物消化率，帮助人体消化食物，清除肠道垃圾，达到预防和缓解便秘的目的，有利于保持肠道清洁。

味增的使用方法

味增不耐煮，所以煮汤时可最后放入，略煮一下即可，这样可保留味增的香气，让汤更鲜美。若想用味增炖煮食物，可先放 2/3 的味增融入炖汤中使食物入味，起锅前再加入剩余 1/3 的味增来提香。此外，味增盐分较高，不宜摄入过多。

酱油：乳酸菌和有机酸能提高杀菌效果

酱油是由黄豆、小麦、盐经过制曲、发酵等程序酿制而成的。它含有大量乳酸菌和有机酸，能够抑制大肠内有害菌的繁殖，维持肠道菌群的生态平衡，有利于提高肠道免疫力，保持肠道健康。

如何安全食用和保存酱油

1.酱油在生产、储存、运输的过程中，常会因卫生条件不良而造成污染，甚至混入感染肠道的致病菌，所以酱油最好不要生吃。

2.盛放酱油的瓶子不要混入生水，可以放少许香油或放几个蒜瓣，以防止酱油发霉。

3.酱油长了白膜就不要再食用了，因为这层白膜是由产膜性酵母菌污染酱油引起的酱油发霉现象，食用后对身体有害。

泡菜：乳酸菌增加肠道中有益菌

泡菜是将各种蔬菜洗净，沥干，放入花椒盐水中经过发酵而成的。它含有丰富的乳酸菌，能刺激消化腺分泌大量消化液，帮助食物消化吸收。所以常吃泡菜有利于增加肠道中有益菌，抑制有害菌繁殖，降低罹患肠道疾病的概率，且能增强身体抵抗力。

泡菜制作的关键

1.泡菜坛清洗后晾干再使用。

2.泡菜坛盖的周围要用水密封，忌进入空气，滋生细菌。

3.每次从坛子中取泡菜的工具一定要专用，避免沾油。

苹果醋：保持肠道酸碱平衡

苹果醋是指苹果汁经发酵而成的苹果原醋，再兑以苹果汁等原料而成的调味饮料。它属于碱性物质，不仅能促进体内酸性物质排出，保持肠道酸碱平衡，而且能促进胃肠的蠕动，起到润肠通便的作用。

如何饮用苹果醋

1.每天早晚餐后饮一杯苹果醋，能促进消化吸收，改善便秘。

2.制作黄瓜或莲藕凉拌菜时，加入苹果醋来调味，既可以增加小菜的风味，也可以帮助杀菌，有效预防肠道感染。

猕猴桃酶，促进肉食消化，预防肠道癌变

猕猴桃中含有的蛋白酶能够帮助消化肉类，提高肉类在肠胃中的消化速度，消除食肉后引起的胃灼热、腹胀等。另外，猕猴桃中含有的大量维生素 C，是一种强抗氧化剂，能阻止肠道内致癌物质的合成，具有抑制癌细胞形成的作用，可预防肠癌。

猕猴桃酶的制作方法

1 选购表面湿润，看上去新鲜的猕猴桃，能制作出更多的发酵液，味道也会更甜美。

2 去掉猕猴桃的外皮，不要切块，直接用果肉做猕猴桃酵素即可。

3 称一下去皮的猕猴桃重量，准备相同重量的白砂糖。

4 将猕猴桃和 60% 的白砂糖混合均匀放入容器中，再放入剩下的白砂糖填满容器的 80% 即可。这样可以避免发酵过程中溢出。

5 如果是带有螺纹式盖子的容器，先用力拧紧盖子，再稍微回拧一点，这样有利于发酵过程中产生的气体排出。如果没有螺纹式的盖子，就用布块或高丽纸将容器封口，再用绳子绑紧。将食材的名称、功效、腌制日期等内容记录在标签上，然后贴在容器上即可。

6 当猕猴桃上方的白砂糖溶化一半时，为了使底部的白砂糖更好地溶化，每天都要上下晃动容器，直到白砂糖完全溶化，大概需要 15 天。

7 把容器放在室内阴凉处，避免阳光直射。从腌制的第一天开始，要进行长达 6 个月的发酵过程，在这期间，要适当地压实猕猴桃，使其完全浸泡在发酵液中，以防止发霉和腐烂。如果无法压实猕猴桃，直到整个发酵过程结束之前，每周至少要搅拌 1 次。

8 上面发酵阶段结束后，用过滤网过滤出发酵液，放入另一个容器中。过滤剩下的猕猴桃可以制作猕猴桃果酱、猕猴桃醋等，也可以加入酸奶、牛奶中，味道很好。

9 发酵液进入长达 6 个月的二次发酵和熟成过程。

10 酶发酵液在室温下保存，避免阳光直射。饮用时，酶发酵液和饮用水的比例可以是 1：3，也可以根据自己的口味调整。

卷心菜酶，对久治不愈的慢性肠道不适效果好

卷心菜能调节人体免疫功能，还含有某些溃疡愈合因子，能加速创面愈合，是慢性肠道疾病的有益食品。此外，多吃卷心菜，还能增进食欲，促进消化，预防便秘。将卷心菜做成卷心菜酶可促进肠道内食物的分解和吸收，对久治不愈的慢性肠道疾病效果好。

卷心菜酶的制作方法

1. 选购卷心菜 800 克（最好挑选有机卷心菜）；白砂糖 800 克（和卷心菜相同重量）。

2. 将卷心菜放入清水浸泡 10 分钟后洗净，清除水分，切成细条。

3. 将卷心菜丝和 60% 的白砂糖混合均匀，放入带有螺纹式盖子的容器中，压实卷心菜，再把剩余白砂糖倒入容器中。

4. 用力拧紧盖子，再稍微往回拧一点。将食材的名称、功效、腌制日期等内容写在标签上，然后贴在容器上。

5. 当卷心菜上面的白砂糖溶化一半时，每天上下摇晃容器，促使容器内白砂糖全部溶化，大概需要 15 天。

6. 把容器放在阴凉处，避免阳光直射，开始长达 6 个月的发酵期（在这期间，要保持卷心菜完全浸泡在发酵液中）。

7. 发酵结束后，将发酵液过滤出来，放入另一个容器中，进行长达 6 个月的二次发酵和熟成过程。

8. 酶发酵液在室温下保存，避免阳光直射。饮用时，酶发酵液和饮用水的比例可以是 1：3，也可以根据个人口味调整。

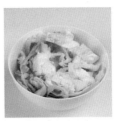

卷心菜丝和白砂糖要搅拌均匀，才有利于发酵。

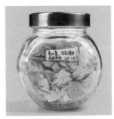

卷心菜放入容器后，写上功效和腌制日期，以免时间久了遗忘。

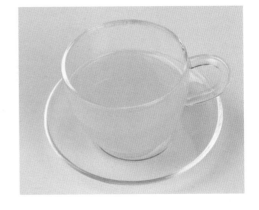

白萝卜酶，消除胀气，宽肠通便

从营养学的角度来说，白萝卜中的芥子油和膳食纤维能促进胃肠蠕动，帮助消化；淀粉酶能分解食物中的淀粉、脂肪，促进吸收。

《本草纲目》中说，白萝卜是"蔬中最利者"，具有下气消食、利大小便、缓解胀气等作用。这是因为白萝卜中的膳食纤维有通便的作用。

白萝卜酶的制作方法

1 尽量选择叶子较绿、坚硬、支根不多的白萝卜。将白萝卜放入清水中浸泡10分钟后清洗干净，然后清除水分，切成小块或条状。

2 称白萝卜条的重量，准备相同重量的白砂糖。把白萝卜条和60%白砂糖混合均匀，放入容器中，再将剩余的白砂糖全部倒入容器，拧紧盖子。将食材的名称、功效、腌制日期等内容写在标签上，然后贴在容器上。

3 当白萝卜条上的白砂糖溶化一半时，为了使底部的白砂糖更好地溶化，每天都要上下晃动容器，直至所有白砂糖完全溶化为止，大概需要15天。

4 把容器放在室内阴凉处，避免阳光直射。从腌制的第一天开始，要进行长达6个月的发酵过程。发酵阶段结束后，用过滤网滤出发酵液，单独放入另一个容器，进行长达6个月的二次发酵和熟成过程。

5 酶发酵液在室温下保存，避免阳光直射。饮用时，酶发酵液和水的比例以1:3为宜，也可以根据个人口味调整。

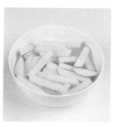 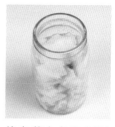

白萝卜切成条状能得到更多的发酵液。

将白萝卜条和60%的白砂糖混合均匀放入容器后，再放入剩余的白砂糖，能避免发酵过程中腐烂。

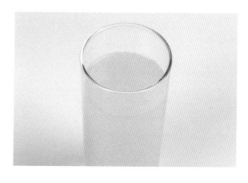

洋葱酶，健胃润肠

洋葱中的大蒜素有浓郁的香气，能刺激胃肠及消化腺分泌，增进食欲，促进消化，对萎缩性胃炎、胃动力不足、消化不良等引起的食欲不振有明显改善作用。

洋葱酶的制作方法

1 选购洋葱800克。如果是有机洋葱，只需将外面的薄膜部分清除即可。若不是有机洋葱，最好将外面的老皮剥掉。洋葱清洗后，尽可能清除表面留下的水分，再切成小块。

2 称洋葱的重量，然后准备相同重量的白砂糖。

3 将洋葱块和60%的白砂糖混合均匀，装入容器中，将剩余的白砂糖全部倒入容器中，拧紧盖子。将食材的名称、功效、腌制时间等内容写在标签上，再贴在容器上。

4 当洋葱块上方的白砂糖溶化一半时，为了使底部的白砂糖更好地溶化，每天都要上下晃动容器。这个过程大约需要15天。

5 将容器放在室内阴凉处，避免阳光直射，开始长达6个月的发酵过程。发酵结束后，用过滤网过滤出发酵液，放入另一个容器中，进行长达6个月的二次发酵和熟成过程。

6 酶发酵液在室温下保存，避免阳光直射。饮用时，酶发酵液和饮用水比例可以是1:3，也可以根据个人口味调整。

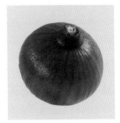

要选择粗实、外观完整，表皮光滑，无裂口或腐损的洋葱。

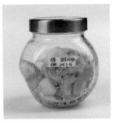

洋葱、白砂糖占容器80%最好，可避免发酵过程中溢出。

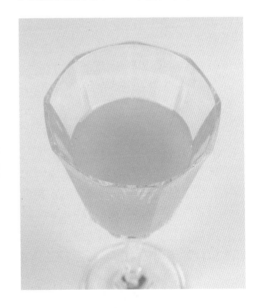

南瓜酶，保护胃肠黏膜，预防胃肠炎、结肠癌

南瓜中含有丰富的维生素 A，可参与胃肠内上皮组织的正常代谢，保护胃肠黏膜，促进溃疡愈合；南瓜富含膳食纤维可以让消化道免受粗糙食品的刺激，预防胃肠炎、胃肠溃疡；南瓜中所含的甘露醇有润肠通便的作用，可减少粪便中毒素对人体的危害，预防结肠癌。

南瓜酶的制作方法

1 选择个大、皮硬、有光泽、黄色的南瓜。将南瓜放入清水中浸泡 10 分钟，然后洗净。把南瓜表面水分清除干净后，去瓤和籽，切成小块。

2 称南瓜块的重量，准备相同重量的白砂糖。把切好的南瓜块和 60% 的白砂糖均匀混合，放入容器中，将剩余的白砂糖全部倒入容器中，拧紧盖子。将食材的名称、功效、腌制日期等内容写在标签上，再贴在容器上。

3 最上面的白砂糖完全溶化一般需要 7~10 天，为了使底部的白砂糖能更好地溶化，可以每天上下晃动容器，直至所有白砂糖溶化，这个过程大概需要 15 天。

4 把容器放在阴凉处，避免阳光直射。从腌制的第一天开始，进行长达 6 个月的发酵过程。发酵阶段结束后，用过滤网过滤出发酵液，放入另一个容器，进入长达 6 个月的二次发酵和熟成过程。

5 酶发酵液在室温下保存，避免阳光直射。饮用时，酶发酵液和水的比例以 1∶3 比较合适，也可以根据个人口味调整。

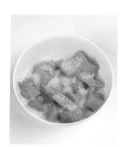

南瓜洗净，去皮和瓤，切成小块。

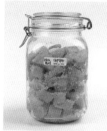

南瓜块和白砂糖放入容器后，要拧紧盖子，避免异物和水进入导致腐烂。

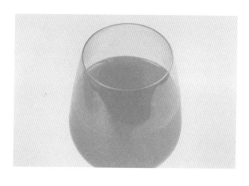

生姜酶，促进消化的佳品

生姜中的姜辣素成分，过多食用不仅能够促进消化液分泌、增进食欲，而且可使肠张力、节律和蠕动增加，辅助治疗因过多食用寒凉食物而引起的腹胀、腹痛、腹泻、呕吐等肠道疾病。同时，姜辣素还是很强的抗氧化剂，可清除体内的自由基，抑制肿瘤的形成和生长。

生姜酶的制作方法

1 可以选择有机生姜，那些多块连在一起的生姜比较好。

2 将生姜清洗干净。如果不是有机生姜，需先把生姜的外皮去掉。将洗净的生姜去除水分，切成薄片备用。

3 称生姜片的重量，准备相同重量的白砂糖。把生姜片和60%的白砂糖混合在一起，装入容器里，再放入剩余的白砂糖，封口。将食材的名称、功效、腌制日期等内容写在标签上，再贴在容器上。

4 当生姜片上面的白砂糖溶化一半时，要每天上下摇晃容器，以有利于底部白砂糖更好地溶化，这个过程持续到白砂糖完全溶化为止，大概需要15天。

5 将容器置于室内阴凉处，避免阳光直射。开始腌制后，要保证生姜片完全浸没在发酵液里，这样可以防止发霉和腐烂。上述阶段结束后，用过滤网将发酵液过滤出来，放入另一个容器，进入长达6个月的二次发酵和熟成过程。

6 酶发酵液在室温下保存，避免阳光直射。饮用时，酶发酵液和水的比例以1∶3比较合适，也可以根据个人口味调整。

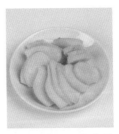 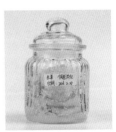

生姜去皮，切成薄片有利于发酵更多的发酵液。

生姜片和白砂糖放入容器后，盖紧盖子，再将生姜的功效和腌制日期贴在瓶身上。

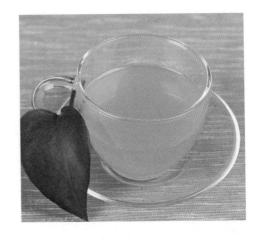

向早、中、晚的酶饮食挑战

　　酶能帮助食物分解，进而被肠道消化吸收，是消化能够顺利完成的"功臣"。在日常生活中，除了喝些酶发酵液，也可以吃些富含酶的蔬果汁和菜肴，从而获得一定的酶，维持肠道健康。

早晨喝杯黄瓜猕猴桃汁，清除肠道有害物质

材料　黄瓜 100 克，猕猴桃 50 克，葡萄柚 150 克，柠檬 25 克。

做法

❶ 黄瓜洗净，切小块；猕猴桃洗净，去皮，切小块；葡萄柚、柠檬分别洗净，去皮、籽，切小块。

❷ 将上述食材和适量水一起放入榨汁机中搅打即可。

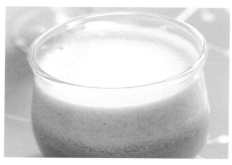

中午吃份白菜豆腐，利尿通便

材料　白菜 200 克，北豆腐 100 克，姜丝、葱花各 5 克，盐 2 克，醋 10 克，植物油适量。

做法

❶ 北豆腐洗净，切小块；白菜洗净，切片。

❷ 锅内倒油烧热，爆香姜丝、葱花，加入豆腐翻炒片刻，再放白菜片炒匀，加入适量水小火炖 15 分钟，加入盐、醋调味即可。

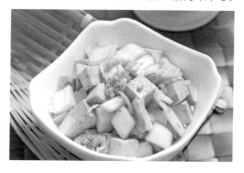

晚上喝一碗香蕉粥，预防便秘

材料　糯米 100 克，香蕉 1 根，冰糖 5 克。

做法

❶ 糯米洗净，浸泡 4 小时；香蕉去皮，切丁。

❷ 锅置火上，倒入适量清水烧开，倒入糯米大火煮沸后转小火煮至米粒熟烂，加香蕉丁煮沸，放入冰糖煮至化开即可。

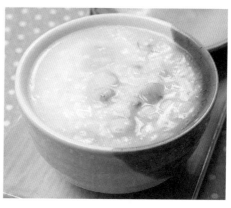

一周补酶排毒餐单

星期	早餐	午餐	晚餐
一	龙须菜鱼粥 1 份 菠菜苹果汁 1 杯 核桃仁 1 小把	海苔饭卷 1 份 豆芽鸡丝 1 份 炝炒卷心菜 1 份	蘑菇螺丝面 1 份 紫菜炒冬瓜 1 份 红烧鱼 1 份
二	樱桃低脂牛奶 1 杯 南瓜番茄三明治 1 份	燕麦大米饭 1 份 韭菜肉丝 1 份 葱椒牛肉丁 1 份	味增米粉汤 1 份 青椒炒肉 1 份 杏仁 1 小把 胡萝卜汁 1 杯
三	甘薯山药酸奶 1 份 黄豆紫米豆浆 1 份 腰果 1 小把	萝卜蔬菜面 1 份 蒜香豆腐 1 份 甜菜猪肉汤 1 份 苹果汁 1 杯	意式番茄饭 1 份 时蔬炒蛋 1 份 胡萝卜卷心菜汁 1 杯
四	胡萝卜猪肉饺子 1 份 牛奶 1 杯	素炒米线 1 份 胡萝卜菠菜冬瓜球 1 份 海带芽拌鲔鱼丁 1 份	白米饭 1 份 青椒炒鸡蛋 1 份 蟹味菇炒肉片 1 份 胡萝卜汁 1 杯
五	豆浆 1 杯 海鲜沙拉 1 份 核桃仁 1 小把	枸杞绿藻面 1 份 炒西蓝花豌豆洋葱 1 份 番茄汁 1 杯	葡萄干花生米饭 1 份 醋熘白菜 1 份 杏仁 1 小把
六	玉米粒菜丁鸡蛋粥 1 份 燕麦奶茶 1 杯 巴旦木 1 小把	咖喱番茄豆泡 1 份 蒸鳕鱼 1 份 猕猴桃汁 1 杯	空心菜牛肉炒面 1 份 醋熘土豆丝 1 份 胡萝卜汁 1 份
七	玉米鲔鱼三明治 1 份 脱脂牛奶 1 杯 核桃仁 1 小把	香菇油菜蒸包 1 份 香菇丝蒜片烤蛤蜊 1 份 番茄炒冬瓜 1 份 黄瓜汁 1 杯	番茄鸡蛋面 1 份 香芹豆腐干 1 份 虾仁炒芦笋 1 份 番茄柠檬汁 1 杯

四季调养肠胃饮食宜忌

春季

春季温度时高时低，气温变化不定，寒邪侵袭容易使胃阳受阻，胃酸分泌也会增多，易导致胃病复发。春季人体肝气偏旺，肝气旺则会影响脾胃的消化吸收功能，容易出现食欲不振、消化不良、脾胃失调等病症。

✔ 多吃甘味食物

甘味入脾，甘味食物如红枣、山药、大米、小米、高粱、扁豆、黄豆、芋头、红薯、土豆、南瓜、栗子等，能补益脾气，脾与胃互为表里，有帮助消化的作用。

✔ 饮食清淡

春季肝气旺盛，脾气虚弱，加上经过一个冬季的进补，肠道积滞严重，容易使胃的消化功能减弱，因此春季饮食要口味清淡，烹调时要少油、少糖、少盐、少辛辣，适当多吃一些清淡的粥、面、汤等。

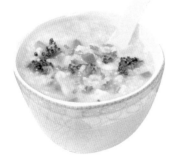

✔ 多吃新鲜蔬菜和水果

相比而言，冬季的时令果蔬比较少，人体容易缺乏维生素和矿物质，到了春季，可以适当多吃新鲜果蔬，例如菠菜、韭菜、芹菜、胡萝卜、山药、香蕉等，以补充维生素和矿物质，促进食欲，提高免疫力。

✔ 多吃温性食物

大葱、生姜、大蒜、韭菜、洋葱等温性食物，能起到护阳散寒的作用，春季可适量多食。

✘ 生冷、油腻食物

饮料、凉拌菜等尽量少吃，否则会伤肠道，引起以吐泻为主的肠道疾病。油腻食物如肥肉、油炸食品、动物油等，均不宜多食，以免加重肠道负担，影响消化。

✘ 糯米制品等黏滞食物

糯米虽然具有暖胃功效，而且是温补的佳品，但是春季消化能力偏弱，而糯米比较黏滞，不容易消化，容易导致消化不良。

夏季

夏季天气炎热，人体容易大量出汗，导致体内的水、矿物质、维生素等大量排出，营养的消耗增大，同时由于高温血液多集中于体表，导致肠道供血减少，致使消化液分泌减少、消化功能下降，因此要从饮食上多加调理。此外，夏季也是肠道疾病高发的季节，尤其要注意防范。

✔ 注意饮食卫生

夏季气候炎热，是细菌繁殖最快的季节，容易引起肠黏膜的炎症和损伤，导致腹泻、急性胃肠炎等症。因此，一定要注意饮食卫生，瓜果等一定要彻底洗净后再吃，不吃隔夜饭菜。

✔ 吃苦味食物

中医认为，苦味食物不仅可以清热解暑、健脾，而且能促进肠道蠕动和消化液分泌，预防肠道疾病。苦瓜、苦菜、苦荞麦等可以适当多吃一些。

✔ 多吃清淡食物

夏季因为天气炎热，人容易没有胃口，吃点清淡的小粥、小菜，不仅能开胃，而且能解暑，例如绿豆粥、荷叶粥、拌笋丝等。

✔ 经常喝酸奶

乳酸菌能增加肠道内有益菌的数量，增强机体抵抗力，减少肠燥，改善便秘。

✔ 吃点祛湿的食物

夏季暑湿严重，尤其是三伏天闷热潮湿，适当吃点红豆、薏米、绿豆、扁豆等，能健脾祛湿、养胃、排毒。

✔ 适当吃点酸

酸味食物能生津止渴、健胃消食、促进食欲，可适当多吃一些，如柠檬、菠萝、山楂、番茄、醋等。

✘ 热性食物

夏季不宜多吃羊肉、荔枝、桂圆、辣椒等温热食物，否则易引起上火，使本来就不佳的食欲变得更差。

✘ 多食雪糕、冰镇饮品等

雪糕、冷饮等能消热解暑，但过于贪凉会使胃黏膜血管收缩、胃液分泌减少，从而引起食欲下降和消化不良，甚至会引起肠道痉挛，导致腹痛、腹泻等症。

秋季

秋季天气转凉后，人的食欲也逐渐旺盛起来，很多人开始"贴秋膘"，使得肠道的负担变重，从而引起消化不良、腹胀、腹泻、溃疡等肠道疾病。另外，秋季气候干燥，易伤阴，会造成大便干结，引起便秘。所以秋季饮食既要健脾养胃，又要养阴、防秋燥，以保护消化系统。

✓ 补充水分，多吃滋阴润燥的食物

秋季天气干燥，肠道的抵抗力下降，病菌易乘虚而入，此时应多喝水和粥、果汁、豆浆、牛奶等，多吃银耳、百合、莲藕、梨、核桃、糯米、蜂蜜等滋阴润燥的食物，以养护肠道，预防肠道疾病的发生。

✓ 饮食温软、清淡、新鲜

秋季天凉，脾胃阳气不足，宜吃温软、清淡、新鲜易消化的食物，以减轻胃肠负担。莲子、山药、枸杞子、乌鸡、鱼等清补食物可适当多吃。

✗ 过分贴秋膘

秋季食材丰富，但食补不可盲目，要适量，否则很容易因饮食不当造成脂肪堆积、热量过剩，增加肠道负担。

✗ 煎炸油腻食物

煎炸油腻食物不仅会增加消化难度，而且容易导致热量过剩，所以不宜多食。

✗ 辛辣燥热食物

人体受秋燥的影响很容易上火，若再多吃葱、姜、蒜、韭菜、辣椒等辛辣燥热食物，会使胃火更盛，体内的湿邪无法排出，易导致消化不良、腹胀、便秘等肠胃疾病。

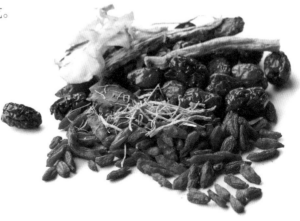

冬季

冬季天气寒冷，冷空气刺激肠道会引发多种肠道疾病。另外，冬季人们的食欲旺盛，强调进补，会过量食用高热量、高脂肪、高胆固醇的食物，从而加重肠道的负担，导致消化不良、腹胀、腹痛等肠道不适。因此，冬季保养肠道，除了要注意防寒保暖，还要注意饮食调节。

✔ 适当多吃温热性食物，以抵御严寒

冬季可适当多吃温热食物，以保护人体阳气，祛寒暖胃。桂圆、荔枝、牛肉、羊肉、胡椒、辣椒、蒜等，可适量多食。

✔ 适当补充热量

碳水化合物、蛋白质和脂肪能够提供足够的热量，帮助机体抗寒。但摄入脂肪一定要适度，否则会导致脂肪堆积，加重肠道负担。瘦肉、鸡蛋、鱼类、乳类、豆类及豆制品，脂肪含量较低，且富含优质蛋白质，易于被人体消化吸收，对冬季保养肠道十分有利。

✔ 及时补充维生素

冬季寒冷的气候会加速体内维生素的代谢，因此应在饮食中及时补充。维生素 A 能增强肠道的耐寒能力，维生素 C 可提高肠道对寒冷的适应能力。因此，冬季可多吃动物肝脏、胡萝卜、南瓜等富含维生素 A 的食物及卷心菜、油菜等富含维生素 C 的食物。

✔ 注意补充矿物质

冬季寒冷，会使矿物质的消耗量增加，而矿物质是保养肠道必不可少的重要物质。因此，冬天多吃胡萝卜、红薯、土豆、山药、莲藕等富含矿物质的蔬菜，可以暖胃护胃、通利肠道。

✘ 多食冷饮

冬季气候寒冷，如果大量食用雪糕、冷饮等寒凉食物，就会使肠道的温度迅速下降，不利于食物的消化和吸收。

第四章

动起来，
清肠排毒让肠道更年轻

运动让肠道顺畅，清理垃圾

扫一扫，看视频

运动能促进肠道蠕动，排出废物，但现代人代步工具较多，活动量大大降低，尤其是办公室工作者，长期久坐不动，很容易引起消化不良、便秘等肠道不适。要提升肠道活力，适量有效的运动必不可少。

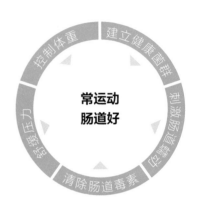

常运动
肠道好

控制体重 · 建立健康菌群 · 刺激肠胃蠕动 · 促进食欲 · 清除肠道毒素 · 缓解压力

运动的三个注意事项

1. 由易到难。运动需要从简单的开始，逐渐增加运动强度、时间等，不能一上来就做较强的运动。

2. 持之以恒。运动需要长时间坚持，不能"三天打鱼两天晒网"。要从增强体质出发，这样进行锻炼才能起到好的作用，而且也能敦促自己坚持运动，盲目或无目的地运动，很可能会让你白忙活。

3. 全身运动。运动的时候要考虑到全身是一个整体，不能一味锻炼某个部位或只选择一种运动。

牢记 7 个运动要领

空气流通

运动时要选择空气流通、清新、氧气充足的地方。

先热身再运动

运动前一定要热身，活动一下四肢，逐渐进入运动状态。

运动时间灵活

每天进行运动的时间，可以灵活掌握，不必刻意固定在某个时段，但一定要有恒心，坚持不懈。

注意保暖莫着凉

进行户外运动时，要特别注意气候的变化，最好随身携带衣物，以便及时增减，避免着凉感冒。

勤补水

由于运动中出汗会大量损耗体液，从而使速度、力量、耐力及心脏的输出能力都有所减弱，所以在运动前1~2小时、运动中及运动后都要适当地补充一些水分，不要在感到口渴时才喝水。

音乐伴奏效果好

如果条件允许的话，可根据运动的项目选择合适的背景音乐陪伴自己进行运动，会获得更好的运动效果。

不能吃的过饱

吃得过饱不仅会加重胃肠道负担，还会导致胃肠下垂。因此，不要过度饮食。

什么才是有效的运动

简单地说，有效运动就是运动后身体功能得到提高，健康问题得到改善，而没有引起其他不适。通常我们评价一次运动是否合适，可以用这几个指标：睡眠质量、饮食状况、身体的疲劳感受、基础心率变化等。

使基础心率稳中有降

基础心率是指早上睡醒后，睁开眼睛平躺时的心率，即清晨起床前的心率。通常来说，人体的基础心率是比较恒定的，波动的幅度非常小。如果某天的基础心率每分钟高出3次以上，就说明昨天的运动量大了。而经过一段时间的锻炼，如一两个月的训练，基础心率下降了，说明运动是有效的。但这个下降不可能是无限的，优秀的耐力运动员的基础心率可达到每分钟30次的水平，这是普通人达不到的。

使睡眠质量得到提高

适宜的运动可提高睡眠质量，如入睡更快、睡得更沉、醒来后更有精神等。如果运动量不够，那么睡眠质量基本没有变化，而运动过度，睡眠质量就有可能变差——累倒了。合适的运动还会使食量适度增加，消化更快。

运动完感到略微疲劳

一般运动后身体感到略微疲劳就可以了，不能过于疲劳。而且经过一夜的休息，可完全缓解。运动过量了，疲劳就会延续，休息一个晚上还是恢复不了，就要进行适度调整，降低运动量。

能适度锻炼肌肉

适度的肌肉锻炼能增加肌肉的含量和质量。现在很多人恰恰是忽略了肌肉锻炼，其实肌肉对人体功能的维持和提高起决定性作用，因为肌肉是人进行各种活动的"发动机"。肌肉锻炼有多种形式，可以去健身房进行哑铃锻炼，也可以在家徒手或者借助小哑铃、拉力器等简单的器械，进行合适的力量训练，如俯卧撑就是非常实用的力量训练项目。

运动强度要适宜

运动时，要根据自己的身体状况选择合适的运动量。

"三五七"是最简单、最易掌握的一种模式。

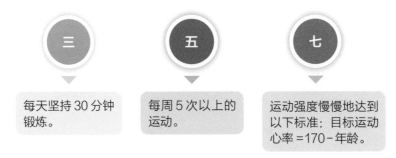

三	五	七
每天坚持30分钟锻炼。	每周5次以上的运动。	运动强度慢慢地达到以下标准：目标运动心率＝170－年龄。

例如，一个50岁的人：目标运动心率＝170－50＝120（次／分）。

开始时心率可能在90次／分左右，然后逐渐地加大运动量，但要保证心率不超过最大心率（最大心率＝210－年龄）。

除此之外，在判断运动量是否合适时，自我感觉也很重要。若运动时感到全身发热、出汗，运动后虽然有轻度疲劳感，但恢复很快且没有不适感，精神很快恢复，也是合理的，不一定必须按照标准来。

判断运动强度的其他心率计算方式

1.（运动后心率－运动前心率）/运动前心率。若结果＞81%，则为大运动量，51%~80%为较大运动量，31%~50%为中等运动量，30%及以下为小运动量。

2.以心率恢复时长判断。在运动结束后5~10分钟内恢复到运动前安静时的水平，这种情况较为适宜。

腹式呼吸，
一呼一吸间放松肠道

　　腹式呼吸是利用呼和吸使胸腹部肌肉得到最大限度的扩张，促进肠道蠕动，加速粪便排出，让肠道在一呼一吸间得到放松。

　　腹式呼吸的原则是腹式呼吸和胸式呼吸配合进行，也就是胸式呼吸的同时增加腹部的鼓起和回缩。

动作要领

1 平躺，双腿弯曲，双手自然放在身体两侧。

2 闭嘴，用鼻子深吸气，想象肺部充满空气，随着空气充满肺部，胸部和腹部略微鼓起来，坚持 5 秒排空所有空气。

3 用鼻子缓缓吸气，收缩腹部，直到感觉腹部都要贴上后背为止，坚持 7 秒排空所有空气。

4 上述动作重复 10 次。如果不熟练，可以将手放在腹部，感觉腹部是否鼓起和收缩。

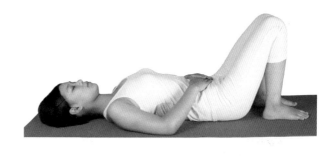

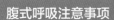
腹式呼吸注意事项

　　腹式呼吸的关键是呼气和吸气尽量达到最大值，避免吐气过程中又吸气，吸气过程中又呼气，否则起不到放松肠道的作用。

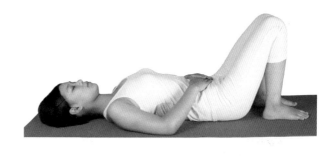

每天蹬5分钟自行车，
缓解肠道下垂的烦恼

这是躺着模拟骑自行车的运动方法，不仅能促进肠道蠕动，预防便秘，而且有助于缓解肠道下垂和消除"大象腿"。

动作要领

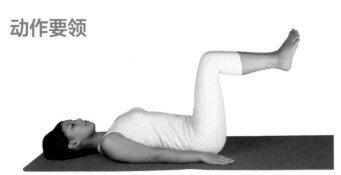

1 仰卧，双臂放于身体两侧，双腿并拢伸直。慢慢向上抬高双腿，与身体呈直角，向内勾脚尖，保持5~10秒，屈膝。

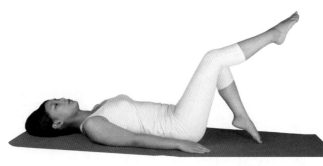

2 以大腿用力，做蹬自行车的运动，坚持1分钟，放下双腿，休息片刻。

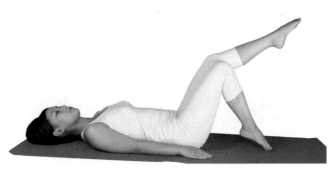

3 以大腿用力，做反蹬自行车的运动，坚持1分钟，放松双腿，反复进行。

常做婴儿姿势，腹胀不再来

婴儿姿势是我们出生前在子宫内的姿势，经常做做，不仅可以促进大肠蠕动，赶走腹胀，而且能减少腰腹部脂肪的堆积。做这个运动时，要选择合适的场地，最好是硬板床或将瑜伽垫铺在地板上。运动时注意调整呼吸，运动间隔和运动频率根据自身情况进行调整。

动作要领

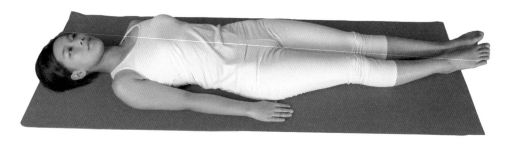

1 仰卧，双腿并拢伸直，
  双臂放于身体两侧。

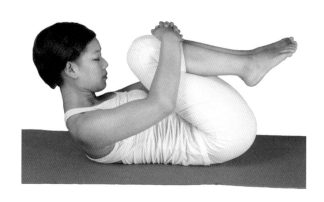

2 双腿屈膝抬至胸前，
  双手抱住膝盖，边呼
  气边蜷曲身体。气体
  呼尽后放松身体。重
  复5~10次。

每天蹲步 10 分钟，
便秘不再来

　　分腿深蹲不仅能充分活动下半身肌肉，增强基础代谢，减少内脏脂肪，使下半身肌肉更加紧致，腰部、臀部、大腿上的赘肉不断减少，呈现出苗条的曲线，而且能纠正骨盆歪曲，髋关节也会变得柔软，从而让身姿和步行方式都得到改善。此外，分腿深蹲还能改善内脏功能，促进肠道蠕动，改善消化不良和便秘，帮助全身血液运行流畅。每天做两次即可，具体时间不限。

分腿深蹲的基本动作

　　分腿深蹲的要领是尽可能地打开髋关节下蹲，脚掌着地，用力，双肘弯曲，轻握拳头，置于面部下方。

简化版动作

　　髋关节较硬的人和腰痛的人，能够蹲下来就可以。坚持一段时间等髋关节变软以后，再按照下图深蹲即可。

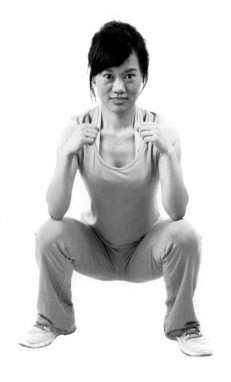

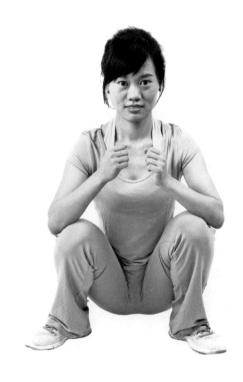

以分腿深蹲的姿势前后运动

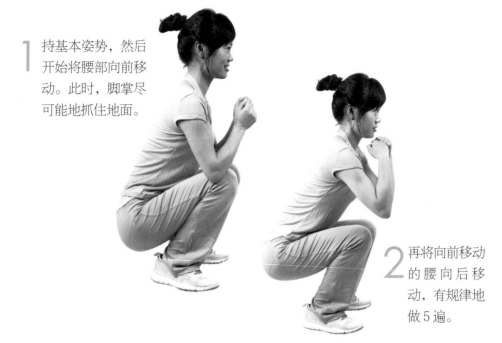

1 持基本姿势，然后开始将腰部向前移动。此时，脚掌尽可能地抓住地面。

2 再将向前移动的腰向后移动，有规律地做5遍。

以分腿深蹲的姿势左右运动

1 保持基本姿势，然后将腰部向一侧移动。此时，脚掌尽可能地抓住地面。

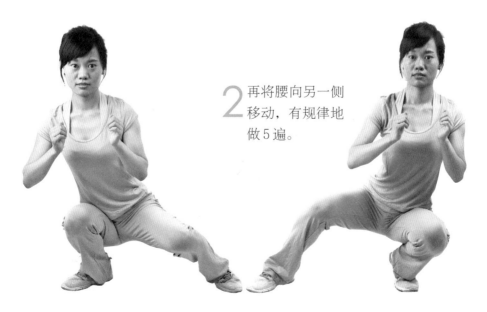

2 再将腰向另一侧移动，有规律地做5遍。

锻炼腹肌，
增强肠道蠕动和排便能力

腹肌力量弱会导致肠道蠕动变慢，而排便时也需要腹肌施力，才能保证顺利排便，所以锻炼腹肌，能增强肠道蠕动和排便能力。

伸腿抬腰

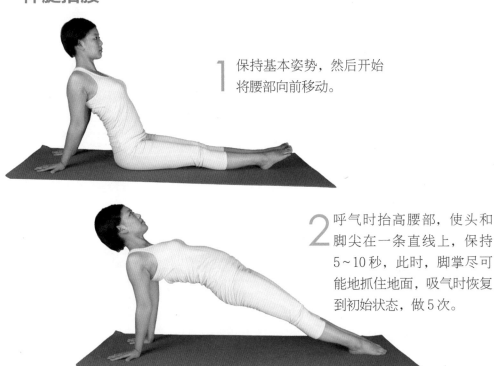

1 保持基本姿势，然后开始将腰部向前移动。

2 呼气时抬高腰部，使头和脚尖在一条直线上，保持5~10秒，此时，脚掌尽可能地抓住地面，吸气时恢复到初始状态，做5次。

看肚脐

仰卧，屈膝，双手放在胸前，呼气时慢慢抬起头去看肚脐，吸气时恢复到初始状态，做5~10次。

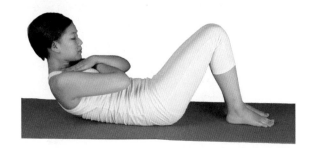

仰卧抬腿

仰卧，双腿伸直，双臂放于身体两侧，呼气时抬高腿部30厘米，保持5秒，吸气时恢复到初始状态，做5~10次。

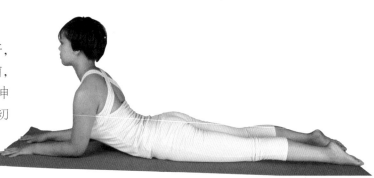

俯卧仰头

俯卧，双腿稍分开，屈肘，两手放在头前，吸气时抬起上半身拉伸腹肌，呼气时恢复到初始状态，保持30秒。

抬高腿

双手扶腰，双腿轻轻分开站立，一侧腿抬高，直至大腿与地面平行，左右腿反复交替，做40次。如果站不稳可以一只手扶着墙壁或其他支撑点。

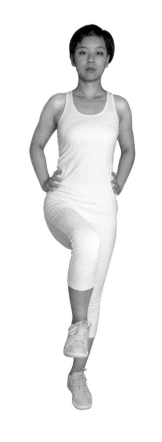

锻炼肛门、盆底肌、股关节，增强排便力

肛门肌肉、盆底肌、股关节得到有效锻炼，可以增强排便力，促进顺利排便。

肛门、盆底肌运动

仰卧练习

仰卧，吸气时收缩肛门。模拟强忍便意时的感觉，让肛门和盆底肌紧张起来，保持5秒，然后一边呼气一边彻底放松肛门和盆底肌，做10~15次。

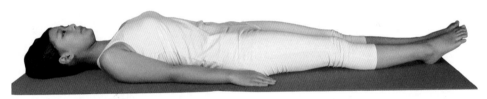

坐式练习

坐在椅子上，两腿稍稍分开，脚跟撑地，进行收肛练习，锻炼肛门和盆底肌。

膝盖着地练习

双肘撑在垫子上，轻轻弓背，进行收肛练习。

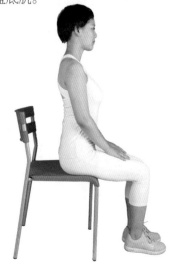

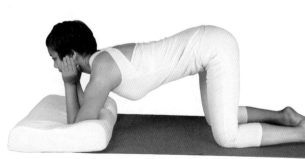

站式练习

双手撑在桌子上，一边抬起脚跟一边收紧肛门，脚跟放下的同时放松身体。

拉伸股关节

1 坐位，双脚脚心相对，将两脚尽量拉近身体，两手向前伸出，上半身慢慢向前倾，做 5 次。

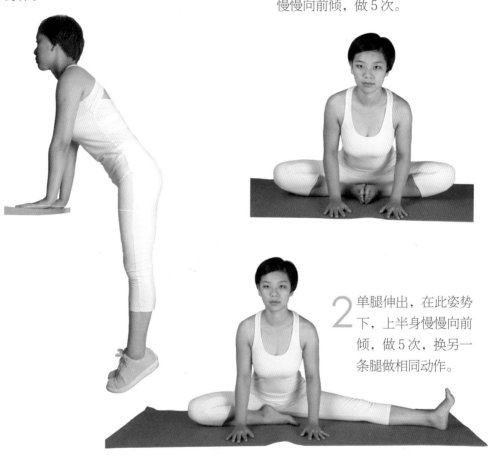

2 单腿伸出，在此姿势下，上半身慢慢向前倾，做 5 次，换另一条腿做相同动作。

3 两腿打开，上半身慢慢向前倾，做 5 次。

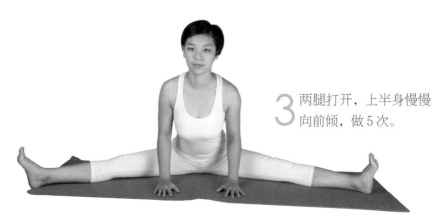

转体椅子操，激活肠道活力，消除胀气

　　如今的上班族日常办公都离不开电脑，每天保持坐姿工作的时间大多在 6 小时以上，使得很多上班族经常出现胀气的情况，而转体椅子操可以活动肠道，消除胀气。转体椅子操，是指利用办公室的椅子，拉伸腹部肌肉，激活肠道活力，消除胀气的一种运动。每天进行 20 分钟左右，就会有效果。每次 10 分钟，做 2 次，或每次 5 分钟，做 4 次都可以。

动作要领

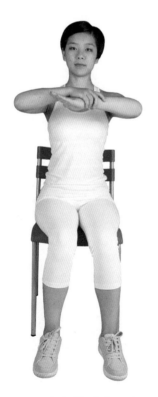 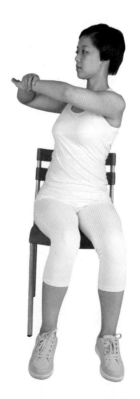 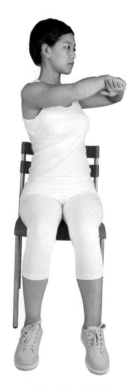

1 坐在椅子上，右手抓住左手腕。

2 边呼气，边慢慢大幅度向右转体。

3 恢复准备姿势，反方向再做一遍。

养好肠道　年轻20岁
·

122

看电视肠道活力操，刺激腹部，增强腹肌

看电视时，做做肠道活力操，不仅能刺激腹部加强腹肌，而且有利于促进排便，保持肠道健康。

拍打腹部

自然站立，双手握成空拳，两腿稍分开，抬头，挺胸，收腹，双拳轻轻拍打腹部。

揉腹

自然站立，双腿稍分开，双手叠放在一起，掌心对准肚脐，吸气时收缩小腹，按顺时针方向揉腹。

推腹

自然站立，双腿稍分开，双掌置于腹部两侧，吸气时向上推腹，呼气时向下推腹。

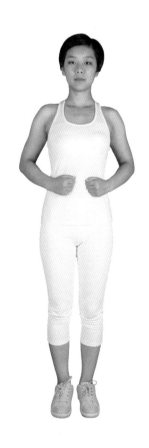
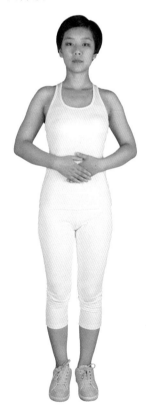
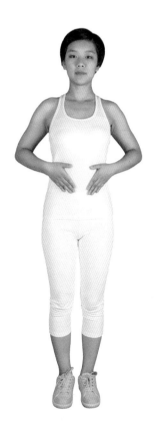

做家务肠道活力操，
调节肠道功能

　　拖地板是一项常见的家务活动，不仅可以消耗能量，减少脂肪堆积，起到瘦身的作用，而且能调节肠道功能，促进肠道蠕动，预防便秘，保持肠道健康。

弓步拖地板

　　以前腿弓、后腿蹬的姿势拖地，左右腿交换进行。

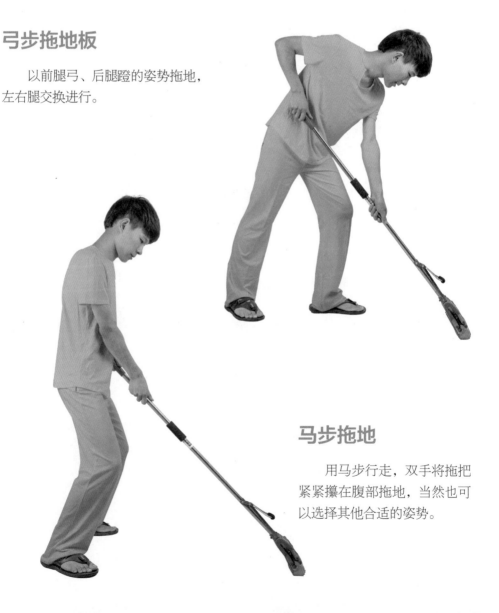

马步拖地

　　用马步行走，双手将拖把紧紧攥在腹部拖地，当然也可以选择其他合适的姿势。

爬楼运动一下，
增强消化系统功能

因为爬楼梯消耗的体力较大，能增强消化系统功能，提高食欲，而且由于需要腹部反复的用力运动，可以促进肠道蠕动，预防便秘的发生。

动作要领

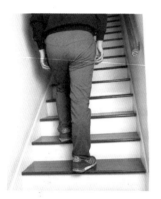 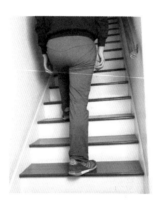 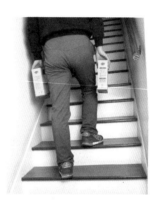

1 缓走。按照平常的步调一个台阶一个台阶地匀步往上走。

2 跨阶。上台阶时，根据自身状况跨2级或3级台阶往上走。

3 负重。手提5千克左右的东西爬楼梯。要双手平均分担5千克的重量以保持身体平衡。

爬楼梯注意事项

1. 不可穿高跟鞋、皮鞋爬楼梯，最好穿具有防滑功能的软底鞋。
2. 爬楼梯时要做到身心结合，脚到眼到，不可分心，以防发生意外事故。
3. 不宜在饭后或临睡前爬楼梯，可选择在每日上午9:00~10:00点，下午16:00~17:00点。
4. 上班一族，在上班前、上班中、下班后都可以轻松做爬楼梯的运动。
5. 做吸氧换气的运动，让全身血液循环增强，让自己全身舒活起来。
6. 爬楼梯不要太高，视个体情况决定。每爬1~2层，可在楼梯拐弯处休息片刻。老年人爬楼梯时动作要慢，站稳每一步后，再往上迈步。

坐公交车肠道活力操，
提高代谢功能

　　乘公交车或地铁时，一些简单的小动作也能帮我们锻炼腹部肌肉，促进体内代谢废物排出体外。

站立时，巧用头上的横杆

　　站好，可以双手握住吊环，然后脚尖用力，踮起脚跟，也可以锻炼腿部和腹部的肌肉。

有座位时，可以这样做

　　坐在座位上，上身挺直，用脚尖点地，然后放下，重复此动作。

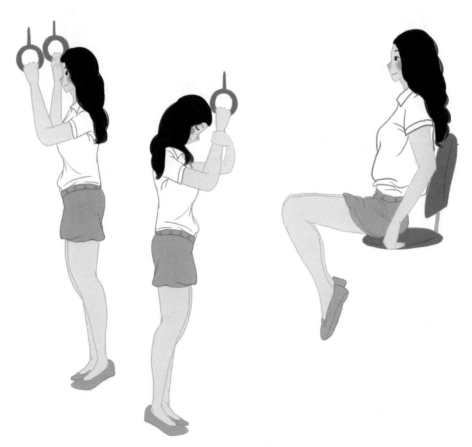

第五章

大便深藏大学问，
"屁事"不可当小事

大便深藏的大学问

扫一扫，看视频

提及大便，很多人觉得难登大雅之堂，没啥可说的。但实际上，大便是人体肠道状况的"展示镜"，能及时反映肠道是否健康。所以，为了肠道健康，有必要仔细观察大便。

认知大便，了解排便对人体的重要性

汉字中繁体字的"糞"是由"米""田""共"三个字组成。其中"米"有独立意义存在，"田"与"共"组成"异"字的繁体字"異"，所以，古人朴素地认为大便就是米变成了其他物质。

因此，排便是所有人不可或缺的行为，排出大便才能将体内废物排出体外，保持肠道和身体健康。

大便是怎么形成的

同形态的食物，一般要经过1~2天才能变成大便排出体外，即使进食后马上排便，也是1~2天前吃的食物形成的。食物变成大便的时间，因大便的形态而异。腹泻时间较短，便秘时间较长。那么，大便到底是怎么形成的呢？

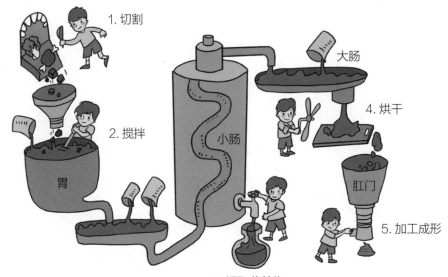

1. 切割
大肠
2. 搅拌
小肠
4. 烘干
胃
肛门
5. 加工成形
3. 摄取营养物

简单地说，大便＝（食物－营养素）＋肠内细菌

食物中的营养素被吸收后，其残渣与肠内细菌混合形成的物质就是大便。

第一道工序：对食物进行切割

这道工序在口腔中进行。食物在口腔内被切碎，进行初步处理，这里是便便的"发源地"。只有牙齿对食物进行良好的咀嚼才能产生好便便，否则便便就会"不合格"。

第二道工序：对切碎的食物进行搅拌

这道工序在胃内进行。食物经过口腔初步处理后，经过食管进入胃，与各种消化液混合搅拌。如果胃部有毛病，那么形成的便便也是"不合格"的。

第三道工序：摄取营养物

这道工序在小肠内进行。被混合的食物形成食糜进入小肠，被小肠吸收营养成分，剩下的食物残渣会形成初级便便。小肠是便便最重要的加工场所，如果小肠出现问题，便便的颜色、形状、质地等都会受到影响。

第四道工序：烘干

这道工序在大肠内进行。初级便便中的大部分水分会被烘干，质地也逐渐成形。大肠里的细菌会对便便中残留的蛋白质、脂肪等物质进行分解。分解产物本身会有一定的臭味，这样，便便的颜色、质地、气味就形成了。大肠对便便的外观形成也很重要。如果大肠有炎症或肿瘤，便便就会变稀。如果便便在大肠停留时间过长，便便就会变干、变硬，从而导致便秘。

第五道工序：加工成形

这道工序在肛门处进行。通过肛门的挤压，便便会呈圆柱形或金字塔形，但也与便便的质地有关。便便太稀，肛门会喷出便便。便便太硬，肛门就没有办法一下子将便便拉出来，所以，便秘时经常会看到羊粪蛋形状的便便。

每天观察便便
是最好的健康自检法

大便是肠道健康的晴雨表，每天认真观察便便，可以做到健康自检。

好粑粑——都在这里了

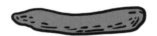

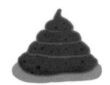

香蕉便便
这是便便最理想的状态

金字塔便便
这个形态也是好粑粑

坏粑粑——都在这里了

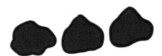

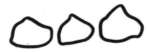

黑色便便
消化道前段出血

白色便便
胆囊、肝脏、胰腺有问题，需要及时就医

红色便便
痔疮或大肠炎症，
需要就医诊治

油腻黄色便便
胆囊炎、小肠感染

绿色便便
蔬菜吃得太多或
胆道功能不佳

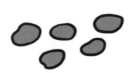

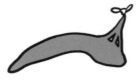

硬粒粒便便
饮食中缺乏膳食纤维

黏在纸上的便便
吃了太多的油脂

长棍细便便
大肠功能障碍，需要就医

原来健康的便便
有着自己的标准

标准的健康便便

香蕉形或金字塔形便便是健康便便的标准。

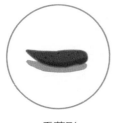

香蕉形

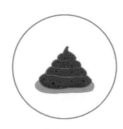

金字塔形

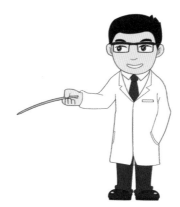

健康便便的七个特征

 颜色 ▷ 大便的颜色受进食食物种类的影响，但整体上应呈棕褐色至黄褐色。如果是进食了某种食物后而导致大便出现特别的颜色，例如进食大量蔬菜后大便呈绿色，那么停止进食这种食物后应恢复正常，否则即为异样。

形状 ▷ 香蕉形、金字塔形均为正常大便。

 硬度 ▷ 软硬适中，含水量一般在60%~75%。

重量 ▷ 直径2~3厘米，重量约250克，总长度约15厘米。

频率 ▷ 每天不超过3次，每周不少于3次。

 密度 ▷ 从肛门分两三条排出，柔和滑出，沉入水中，不会浮在表面。

时间 ▷ 5~10分钟排泄完毕，不需要过分用力，有充分的黏液包裹，排便后感觉很顺畅，不会有残留便意。不过，老人由于胃肠蠕动功能不好，在排便时间、间隔上都会稍微长一些。

马桶上的姿势竟然也有讲究

正确姿势：身体前倾，稍稍抬起脚跟

　　要想排便顺利，除了注重饮食外，跟马桶上的姿势也有很大关联。因为不排便时，直肠和肛门呈直角，肛门也处于闭合状态，这样大便就不会轻易漏出来。排便时，直肠和肛门呈120度角，以增加腹压，促进便便顺利排出。

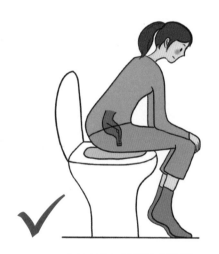
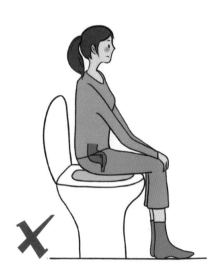

身体前倾，稍稍抬起脚跟

利用侧腹肌肉，轻松排便

　　如果排便时不用力就拉不出便便，那么应该好好利用侧腹部的肌肉。

　　侧腹肌的位置：双手叉腰，咳嗽两下，腹部会动的两块肌肉就是侧腹部肌肉。

　　方法：排便时上半身前倾，双手轻轻往侧腹肌用力，做几个深呼吸，用力时间控制在几秒即可，不宜过长。

> ### 排不出便便，怎么办
>
> 　　如果用力还是排不出便便，可用纸巾捂住口鼻，深呼吸几次，促进便意产生，再排不出来，就要等下一次有便意再去厕所了。

便便也有"喜欢"的食物

很多人为排不出健康的便便而苦恼。其实，要想便便健康，首先得从原料"下手"，也就是说，拉出健康便便要找到便便喜欢的食物且保持良好的饮食习惯。

深得便便喜欢的食物

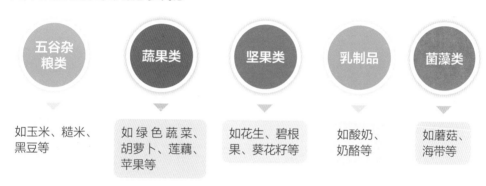

五谷杂粮类	蔬果类	坚果类	乳制品	菌藻类
如玉米、糙米、黑豆等	如绿色蔬菜、胡萝卜、莲藕、苹果等	如花生、碧根果、葵花籽等	如酸奶、奶酪等	如蘑菇、海带等

喜欢的原因：五谷杂粮类、蔬果类、坚果类、菌藻类可以提供足够的膳食纤维和维生素，既可以使便便疏松，还能促进肠道蠕动，清除肠道垃圾；乳制品可以增加肠道内有益菌的数量，促进肠道蠕动，预防便秘。

便便不喜欢的食物

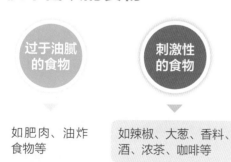

过于油腻的食物	刺激性的食物
如肥肉、油炸食物等	如辣椒、大葱、香料、酒、浓茶、咖啡等

不喜欢的原因：油腻的食物会增加便便的黏稠度，刺激肠道黏膜，降低肠道蠕动的速度；刺激性食物不仅会升高便便的温度，降低便便中的水分，还会刺激肠道和肛门，引起便秘。

> **养成健康饮食习惯**
>
> **正确的饮食习惯：**细嚼慢咽、荤素搭配、不挑食、少吃零食、专心致志。
> **错误的饮食习惯：**挑食、边吃边玩、饮食无忌口、暴饮暴食、吃饭速度快、零食不断。

切记，排便不可太用力

用力过猛的危害

诱发心脑血管疾病

用力排便时由于屏气使劲，很容易造成脑部缺氧，诱发心脑血管疾病，对于本身就有心脑血管疾病的人，很容易导致病情复发甚至加重。

引起痔疮、脱肛

长期用力排便会导致腹压升高，妨碍静脉血液回流，容易引起痔疮、脱肛等疾病，对于原来就患有此类疾病的人，容易导致病情复发甚至加重。

导致性生活障碍

长期用力排便，会使直肠疲劳，盆腔底部出现痉挛性收缩和肛门收缩过紧，从而导致性欲减退或不射精等情况。

排便好习惯

若有便意要立即上厕所，且不要玩手机或看书，尽量保持注意力专注。排便不可用力过猛，以免对肛门造成损伤，应慢慢增加力量，顺势用力。排便不畅时，适当提肛更有效。排便结束后应先抬起臀部，再慢慢直腰站立，以防眩晕或晕厥。

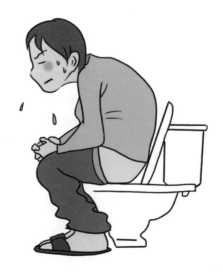

一旦出现排便困难，要及时找出原因，及时治疗，否则会危害身体健康。

排便不及时，小心憋出病

有便意，千万不要忍

人体的肠道将食物消化后会产生一些食物残渣等废物储存，然后形成大便，其中含有大量的细菌和毒素，要及时排出，否则会导致便秘。

如果有了便意忍着不去解决，大便不能及时排出，水分会被肠道吸收，导致大便干结，出现便秘的情况。时间久了，直肠的膨胀就会停止唤起排便的要求，导致便秘成为一种习惯。这很容易引起"自体中毒"，导致肠胃功能紊乱，引起消化不良，导致一些疾病的发生，如肛裂、肛门感染等。更严重的是，长期便秘会导致肠内有害物质，尤其是致癌物质蓄积，长时间刺激肠黏膜，可诱发癌变，出现大肠癌。

很多人不能做到一有便意就马上上厕所，一两回可能不会对身体造成太大伤害，但时间久了就会出现问题。所以，只要条件允许，千万不要忍着便意，要及时排便。

养成定时排便的好习惯

为了不让体内累积太多的毒素，要尽量养成定时排便的习惯。但是一天中什么时候便意最浓呢？其实，有两个时刻，就是早晨起床后不久和饭后。

最佳排便时间

早晨起床后，人体从平卧转为起立姿势而发生了直立反射和蠕动，就会推动粪便往下移动到直肠，引起排便反射，所以最好每天早晨起来去厕所蹲5分钟，即使没有便意也没关系，只要坚持训练，时间久了就会形成晨起排便的习惯。

次选排便时间

饭后肠道蠕动比较快。这时去厕所蹲几分钟，坚持下来，就可以慢慢形成定时排便的习惯。晚饭后散步时对腹部进行顺时针按摩，然后不管是否有便意，定时去蹲厕所，有利于定时排便习惯的养成。

如果大家时间不允许养成晨起和饭后排便的习惯，也可以安排在中午或晚上，因人而异。

上厕所莫玩手机

现在很多人都习惯带着手机上厕所，这样一来排便时间就不好控制了。使用蹲便器，长时间蹲着对膝盖有伤害，因为蹲下膝盖要承受本身重量的8倍；使用坐便器，时间过长也会导致痔疮和排便不畅。所以，为了身体健康，蹲厕所超过5分钟没有便意就应该放弃，且不要边蹲厕所边看书或玩手机。

不容忽视的便血

遇到便血，很多人以为是上火或痔疮发作，是小毛病。其实不然，便血虽然是一种很常见的消化道疾病症状，但也可能是消化道癌症的信号。因此，一旦出现便血，一定要重视。

什么疾病会导致便血

便血原因	便血特点
胃、食管疾病	便血颜色并非鲜红色，而是有些发黑
痔疮	常为鲜红色，附着于便便表面，不与便便混在一起，也可表现为单边前后滴血，便秘时甚至会是喷射状的出血
肛裂	便血量较少，常见于手纸上，也可在排便时出血
息肉	粪便正常，血常附着于粪便上或便后滴血，且排便时无不适感，多见于儿童
大肠炎症	分急性、慢性，除了大便次数和性状改变外，还会伴有腹痛、腹泻、全身乏力等症状
大肠癌	• 多为持续性、慢性带黏液血便，和粪便混在一起，且有频频便意 • 有时只排出一些血或黏液而无粪便 • 肿瘤离肛门越远，便血发生率越低，如约 80% 直肠癌有便血，30% 盲肠癌有便血

如何预防便血

 多食新鲜蔬果、多饮水，少食辛辣、油炸及酒类等刺激性的食物。

 便前便后可坐浴熏蒸，适当增加运动，增强肛门括约肌的力量，促进排便。

 晨起空腹喝 2 杯温水，每天定时排便，且排便时间控制在 5 分钟以内。

 若出现大便干燥，不可随便用泻药、清肠药等，因为长期服用这些药物会加重便秘，甚至对药物产生依赖。

屁可不能小瞧，
它是身体健康的一面镜子

屁是怎么来的

我们吃进去的食物，有些未被分解或不能被人体分解的膳食纤维、碳水化合物，就成了大肠菌的食物。大肠菌饱餐后就会排气，这些气体在体内不断累积，会形成一股气压，当压力够大时，就会被排出体外，就是屁。所以，放屁是一种自我调节，对人体是有益的。

正常的屁

气味：正常的排气，屁的气味不会特别臭。

数量：一般情况下，每人每天约释放 500 毫升的废气，且次数约为 14 次是比较正常的。

声音：放屁声音大，其实不是坏事，说明肠道很健康，因为肠道内积攒的废气被排出来了。

异常的屁

气味偏臭

屁很臭如果不是因为进食了大量有刺激性气味的食物或过量的肉类，很有可能是肠道炎症或胃肠功能障碍。

此外，屁臭也是肠癌的一个表现。所以，要对"臭屁"提高警惕。

数量异常

数量过少：可能是胃肠道出了毛病，肠蠕动减慢导致的。

数量过多：可能是胃部疾病，如胃炎等，也可能是肝、胆、胰等器官疾病。

声音大且伴随味重

声音大不是问题，如果还伴随着屁味重、次数频繁，就要注意是否有肠道疾病了。

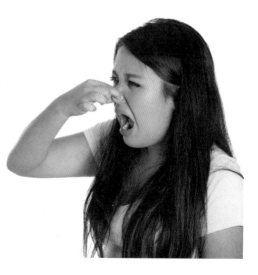

肚子常发胀
且容易囤积废气

肚胀的原因

吃饭过快，无意间吞进去了很多空气 ▶ 肉类、豆类摄入过多 ▶ 胃肠道功能障碍 ▶ 压力过大

经常肚胀，试试这些措施

肚子经常发胀，这是消化功能不稳的一个常见特征。要想改变这种情况，可以采取如下的措施。

1.固定三餐时间，将午餐作为一天中的主餐。

2.避免吃容易腹胀的食物，如土豆、红薯、肉类等。

3.多摄取葵花籽油、橄榄油等能提高消化力的油脂。

4.避免熬夜、白天睡懒觉。

想排气又不好意思，

千万不能憋着

如果有想排气的感觉，不要憋着，可以暂时回避一下，及时将气释放出来，让肠胃缓解一下压力。此外，出现肚子胀气时可以练习一下腹式呼吸，吸气时鼓起肚子，呼气时肚子缩进去。这样可以促进全身气流顺畅，刺激肠胃蠕动，促进肠胃内废气排出。

多饮水缓解肚胀

肚胀的时候，很多人减少饮水量，认为水喝多了就会更肚胀，这是不可取的。因为这种情况下产生肚胀的是气体，而不是水。所以，一定要保证足够的饮水量，这样才能有利于肠道消化，促进通便排便，有效排出体内气体，缓解肚胀。

经常放屁很尴尬，
按水分穴就行

水分穴：经常放屁多按按

水，指水谷；分，分开。水分穴位于上腹部。

放屁是身体正常的生理反应，也是身体排毒的一种方式。但经常放屁会很尴尬，可以多按按水分穴。

功效：按水分穴可理气止痛、行气消胀，促进身体代谢和排便，大便顺畅，屁也就少了。

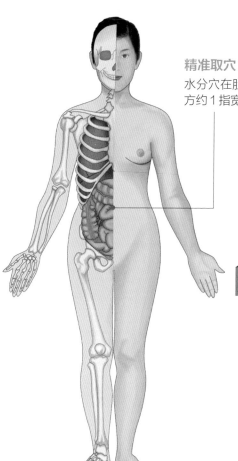

精准取穴
水分穴在肚脐正上方约1指宽处。

按摩方法
用指腹以画圆方式按压水分穴，以带酸胀感为宜，每次15下，每天按2~3次。

不用找穴位，早晚记得腹部按摩

如果嫌找穴位麻烦，可以试试腹部按摩。每天早上和睡前，左右手叠在一起，以肚脐为中心先顺时针按揉腹部30次，然后逆时针按揉30次。长期坚持可以促进肠道蠕动，改善便秘、腹泻的症状。

如果按摩效果不明显，可以配合食疗。需要特别注意，如果长期放屁，而按摩、食疗都没有办法改善，那么可能是某些疾病的征兆，最好及时就医。

支沟穴对老年便秘改善作用明显

支沟穴：便秘就来按一按

支，指树枝的分叉；沟，指沟渠。支沟穴位于前臂背侧。

功效：按压支沟穴有益于改善老年人习惯性便秘有很好的疗效。另外，按压支沟穴还有益于其他消化系统症状，如腹痛、呕吐、泄泻等症。

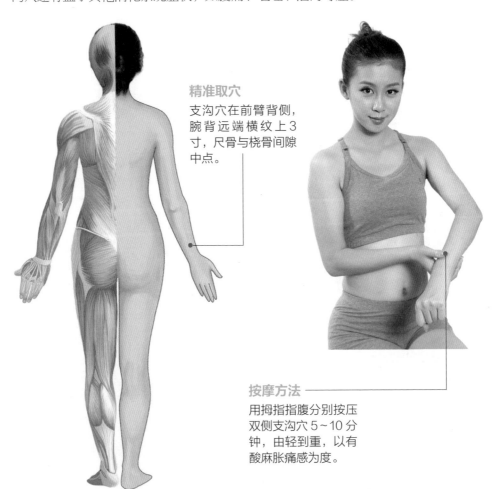

精准取穴
支沟穴在前臂背侧，腕背远端横纹上3寸，尺骨与桡骨间隙中点。

按摩方法
用拇指指腹分别按压双侧支沟穴5~10分钟，由轻到重，以有酸麻胀痛感为度。

舒缓腹胀感，按按天枢穴

天枢穴：专治肠胃疾病

天，指天空；枢，指枢。古人认为肚脐以上为天，肚脐以下为地，高度跟肚脐相平的话属于天地间的枢纽部位。由于这个穴位在肚脐旁边，所以称为"天枢"。

功效： 天枢穴对应着肠道，因此，按揉此穴可以促进肠道的良性蠕动。若是感觉有腹胀感很不舒服，可以按压此穴。但建议饭后半小时再按，轻轻按揉即可，避免过度用力。

怎么算"2寸"

1寸为拇指第一个关节的宽度。

2寸为食指、中指、无名指三者并拢后的第一个关节宽度之和。

3寸为食指、中指、无名指、小指并拢后，食指、中指、无名指第二个关节宽度加上小指的第一个关节宽度之和。

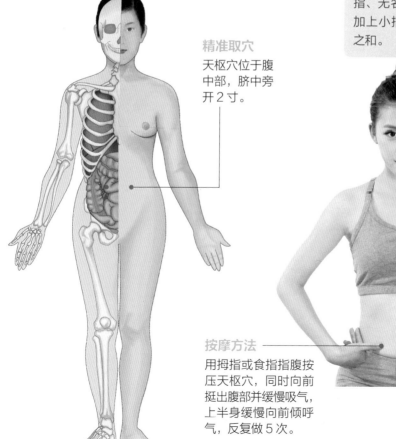

精准取穴
天枢穴位于腹中部，脐中旁开2寸。

按摩方法
用拇指或食指指腹按压天枢穴，同时向前挺出腹部并缓慢吸气，上半身缓慢向前倾呼气，反复做5次。

水能清洁肠道

人体 70% 以上是水，人离开了水是无法存活的，水是生命之源。我们的身体排毒、通便也需要水的作用，所以水清洁肠道的作用也不可忽略。

用水清洁肠道

多饮水清肠毒

多饮水可以促进新陈代谢，溶解水溶性的毒素，缩短粪便在肠道内停留的时间，减少毒素的吸收，有利于肠道排出毒素，保持肠道清洁。

多饮水软化粪便

粪便干结除了肠道有益菌不足、缺少膳食纤维、久坐不动、排便习惯不好、过度劳累和紧张，也与身体缺水有密切关系。因为喝水不足，会导致肠道内干燥，肠内容物难以排出，久而久之就会导致粪便干结，甚至便秘。所以，多饮水有利于补充肠道内水分，软化粪便，促进排便。

科学饮水保护肠道

首选白开水

白开水是保持人体健康的最经济实用的首选饮用水。对经常运动的人来说，选择合适的水也是有讲究的，运动型饮料、矿泉水和淡茶水都是不错的选择，而不宜选择含糖量很高的饮料。

晨起空腹一杯水

每晚人体水分流失约 450 毫升，使得早晨起床后身体处于生理缺水状态，空腹喝一杯温开水，能降低血液黏度，改善夜间脱水，加一片新鲜柠檬，有助于清除宿便、排出肠道毒素，保持肠道清洁。

不要等口渴了再喝

喝水最主要的目的是生理需要，不渴并不意味着身体不需要水，一旦口渴，说明体内已经缺水了，很容易引起便秘，这时补水就有点晚了。

不能一次饮大量的水

一方面，短时间内大量喝水，容易引起急性胃扩张，导致胃部疼痛。另一方面，大量的水经过肠道吸收，进入血液，会增加血浆中水分，渗透压降低，引起水中毒。

饭后喝水伤胃

饭后喝水会稀释胃液，减弱胃液的消化能力，导致食物没有完全消化就进入小肠，容易引发胃肠道疾病。

扫一扫，看视频

第六章

健康从"肠"计议，常见肠道疾病对症调养

便秘，
膳食纤维通便最给力

扫一扫，看视频

便秘是指排便困难或费力，次数减少，粪便干结、量少。

便秘虽不是什么大病，但也让人头疼不已。对于解不出大便的痛苦自不必说，关键是粪便堆积在肠道里，会不断地产生毒素、毒气，导致肠胃功能紊乱、内分泌失衡、睡眠质量差、精神高度紧张、体臭口臭、肥胖、皮肤状态差（出现黄褐斑、痘痘）、痔疮、肛裂、脑卒中、癌症等，这些都会让人更苦恼。所以，预防和缓解便秘还要多加注意日常生活的调养。

判断一下，你是否得了便秘

只要有下列2项或2项以上的情况，就有可能是得便秘了。

1 ▸ ≥25%的排便感到费力

2 ▸ ≥25%的排便为干球粪或硬粪

3 ▸ ≥25%的排便有不尽感

4 ▸ ≥25%的排便有肛门直肠梗阻感和（或）堵塞感

5 ▸ ≥25%的排便需手法辅助（如用手指协助排便、盆底支持）

6 ▸ 排便每周<3次

诱发便秘的原因

排便习惯不好

晨起时间紧迫或平时工作紧张忙碌，有了便意也不及时排便，常常忍着，时间长了，直肠感觉神经就会变得迟钝，导致便秘。

久坐不动

有些人久坐不动，加上不愿意锻炼，导致身体缺乏运动，肠道肌肉就会变得松弛，蠕动功能会减弱，就容易出现便秘。

肠道有益菌不足

有些人一生病就吃抗生素类的药物，往往会破坏肠道内有益菌，使得有害菌泛滥，导致肠道菌群失衡、消化不良，便秘也随之而来。

饮水不足

忙起来顾不上喝水，肠道内干燥，导致肠内容物难以排出。即使补充了水，便秘症状也没有得到改善，主要是饮水方式不对导致的。

饮食中缺少膳食纤维

爱吃肉不爱吃菜，经常在外进餐，饮食种类单一，忽略膳食纤维的摄入，也会导致便秘。

精神紧张、过度劳累

肠道是情绪化的器官，它会在第一时间感知人体的喜怒哀乐。精神紧张、过度疲劳会抑制消化液的分泌和肠道蠕动，导致便秘。

下列情况，必须马上就医

1. 便秘伴有发热、呕吐。
2. 便秘引起肛裂。
3. 便秘伴有剧烈腹痛或严重腹胀。
4. 便中带血或大便细如铅笔。
5. 妊娠期妇女和儿童有便秘情况。

特定人群，如何缓解便秘危机

及时吃药，缓解老年人便秘危机

老年人多患有心脑血管疾病，一旦发生心脑血管意外，很多人会直接撒手人寰，幸存者往往也会留下严重的后遗症。而很多老年人会在厕所中发生脑卒中、心肌梗死等，这些往往是由排便费力引起的。所以一旦发生便秘，应及时就医，及早缓解。

出现便秘的原因

老年人各种脏器功能都已经老化，尤其是肾脏相对衰弱，可能导致肠道不通，形成便秘。

缓解老年人便秘危机的方法

老年人便秘一旦形成，难以治疗且容易复发。一旦形成便秘，很难通过饮食、运动、按摩等方法得到缓解，所以应积极进行药物治疗，一般服药2~3个月可痊愈。

儿童出现便秘，父母更要细心呵护

儿童便秘指大便干结、坚硬，排便时间间隔大于 2 天，或虽有便意而排不出大便。

出现便秘的原因

1. 吃的量少。儿童进食太少，消化后残渣少，致大便减少、变稠，可使大便干燥。此外，长时间饮食不足会导致营养不良，降低腹肌和肠肌张力，影响排便，时间久了就会出现便秘。
2. 吃的不科学。大便性质和食物成分关系密切。若食物中蛋白质量多，碳水化合物少，肠道菌群对肠内容物发酵作用减少，大便易呈碱性，就会干燥；若食物中碳水化合物量多，肠道菌群作用增强，产酸多，则大便呈酸性，质地柔软且次数多；若食物中脂肪和碳水化合物量多，则大便润利；若进食大量钙化酪蛋白，会导致粪便中含有大量不溶解的钙皂，则粪便增多，且易便秘。碳水化合物中的米粉、面粉等较谷类食物易引起便秘。若儿童喜肉类，少吃或不吃蔬菜，食物中膳食纤维太少，也易发生便秘。
3. 肠道功能失常。生活不规律和不按时大便，没有形成排便的条件反射易导致便秘。此外，学龄儿童没有晨起大便的习惯，且上课期间不能随时排便，时常憋便也易导致便秘。另外，缺乏锻炼、吃药、慢性病等都可能导致肠道蠕动减慢，引起便秘。
4. 精神因素。儿童突然受到精神刺激，或环境和生活习惯突然改变，也可以引起短时间的便秘。
5. 生理和体格异常。肛门裂、肛门狭窄、先天性巨结肠等都可能引起便秘。这时，应进行肛门指检、会阴部检查。此外，有些便秘也和遗传有关。

缓解儿童便秘的办法

1. 便秘程度轻，改善生活方式即可。儿童应该多喝水，多吃水分丰富、清凉的蔬果。养成每天排便的好习惯，不管有无便意都要蹲 5 分钟，且要专心。
2. 长期便秘，需用些药物。如果儿童便秘时间长了，可以选用一些药物。例如可以试试酚酞、液状石蜡、镁乳口服等，一般 6～8 小时后见效。也可以尝试用凡士林、甘油栓等塞入肛门来通便。

   以上都是临时通便的方法，不可长期使用，最好的方法是养成良好的排便习惯。
3. 常摩腹、多捏脊，增加肠动力。除改善生活习惯、用药外，捏脊、摩腹是比较安全的增加肠动力的方法。

便秘可以吃泻药通便吗？

泻药可给便秘者带来一时之快，但对肠道的反复刺激会导致胃肠功能紊乱，出现消化不良、恶心、食欲下降等症状。用药过频，还会影响肠道对营养物质的吸收，引发营养不良及免疫力下降等。因此，便秘患者一定要在医生的指导下使用泻药。

顺时针摩腹

按摩方法：用掌心包住孩子的腹部，掌根贴于肚脐，下沉约2厘米，以掌根为中心，手掌沿顺时针画一个弧，可以促进排便，缓解消化不良。

按摩次数：6个月的孩子，每晚6次；7个月的孩子，每晚7次；以此类推，1岁的孩子，每晚12次；1岁后的孩子，每次5分钟即可。

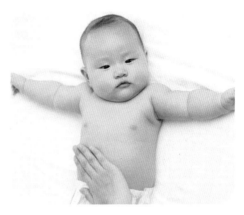

捏脊

按摩方法：让孩子趴在床上，双手在孩子的腰部提起皮肤，缓慢向上滑动，从腰部、背部，再到颈部。主要通过按摩脊柱旁边的夹脊穴，来调理整个脏腑，促进肠道蠕动，缓解便秘。

按摩次数：捏脊的次数可以和摩腹的相同。

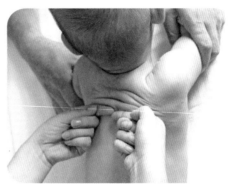

便秘的饮食调养秘籍

便秘的饮食原则

饮食调养	饮食原则
多吃含膳食纤维较多的食物	含膳食纤维的食物能刺激肠道，促进胃肠蠕动，增强排便能力，如粗粮、带皮水果等，特别是新鲜蔬菜
饮食清淡	禁止饮酒，远离浓茶、咖啡，以及辛辣刺激性食物，以免大便干结
吃点产气食物	易产气的食物能促进肠道蠕动，有利于排便。易产气的食物有洋葱、蒜苗、红薯、各种干豆、土豆等
补充足量 B 族维生素	B 族维生素能促进消化液分泌，保持和促进肠道蠕动，有利于排便。富含 B 族维生素的食物有粗粮、酵母、豆类及其制品等
适量来点脂肪	工业机械需要通过润滑油的帮助，各个轴承才能正常运转，在人体中也一样。油脂在肠道内，扮演"润滑剂"的角色，所以便秘的人可以适量吃些油脂，如橄榄油或香油等，它们可以起到润肠通便的作用。富含脂肪的食物有花生、芝麻、核桃、芝麻油、豆油等

便秘者的最佳食材

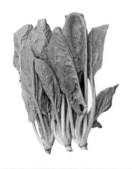

菠菜
具有助消化的作用，促进肠道蠕动，利于排便。

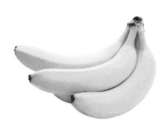

香蕉
润肠通便，缓解习惯性肠燥便秘。

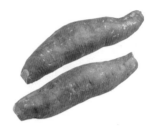

红薯
有效促进肠道蠕动，对防治便秘有效。

便秘者的慎食食材

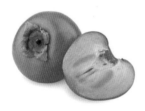

柿子
有固涩收敛作用，习惯性便秘者忌食。

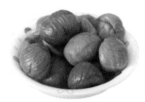

栗子肉
生栗子难以消化，熟栗子食后易滞气。

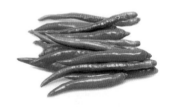

辣椒
对胃肠道造成不良刺激，便秘者应忌食。

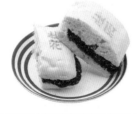

糕点
脂肪高，纤维少，加重便秘。

生香蕉会加重便秘

　　一般人都认为，香蕉是润肠通便的，其实只有熟透的香蕉才有润肠通便的作用。反之，如果吃了生的香蕉不仅不能通便，反而会加重便秘。因为，生香蕉含有大量鞣酸，对消化道有收敛的作用，能抑制肠胃蠕动，造成便秘。而香蕉具有通便作用的最佳时间是，将香蕉放在透风处放置表皮有黑斑，但里面并未改变时。

芋头红薯甜汤

材料 芋头、红薯各50克。

调料 红糖适量。

做法

❶ 将芋头洗净,放入开水中稍煮,捞出后过凉水,去皮,切小块;红薯洗净,去皮,切小块。

❷ 锅中倒入适量清水,放入红薯块和芋头块,大火煮2分钟后,改小火煮10分钟至熟,加入红糖拌匀即可。

功效 预防便秘,缓解经期便秘引起的痛经。

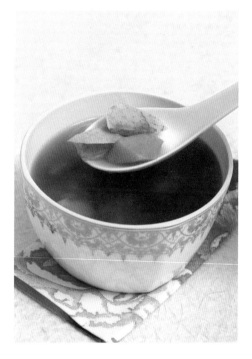

南瓜薏米饭

材料 薏米50克,南瓜200克,大米100克。

做法

❶ 大米洗净,用水浸泡30分钟;薏米洗净,去除杂质,浸泡3小时;南瓜洗净,去皮及瓤,切成小粒。

❷ 将大米、薏米、南瓜粒和适量清水放入电饭锅中,按下"煮饭"键,煮至电饭锅提示米饭煮好即可。

功效 薏米、南瓜都富含膳食纤维,搭配食用润肠通便效果更佳。

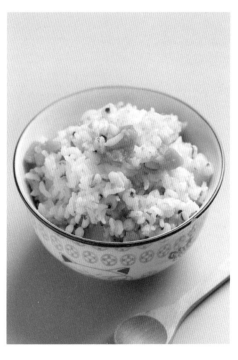

防治痔疮，关键是治好便秘

痔疮是一种常见的肛肠疾病，是因血管扩张在直肠下段黏膜下和肛门皮下静脉丛形成的团块。

判断一下，你是否得了痔疮

根据发病部位，痔疮分内痔、外痔和混合痔 3 种。

内痔以便血、痔核脱出为主要症状；外痔以疼痛、肿块为主要症状；混合痔以直肠黏膜及皮肤脱出、坠胀、疼痛、反复感染为主要症状。

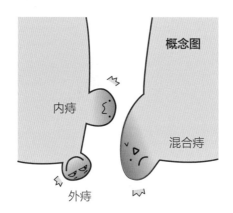

诱发痔疮的原因

无论男女老幼都可能得痔疮，故有"十人九痔"之说。痔疮的形成既有客观原因，也有主观原因。

长期便秘

便秘时，干燥的粪便会直接压迫直肠导致下层的静脉受压迫，影响肛门静脉血液回流；加之便秘时排便时间长，用力屏气排便，会使腹压增高，影响肛门静脉回流，久而久之很容易形成痔疮。

爱吃肥甘味厚食物

肥肉、巧克力等高热量、高脂肪的食物能刺激直肠肛门部的黏膜皮肤，使痔疮充血明显，加重痔出血、脱出。

暴饮暴食

暴饮暴食会把腹部撑得大大的，导致腹腔压力增大，影响痔静脉的血液回流，从而加重痔疮。

身体因素

人因为直立行走，所以重力和脏器的压迫会影响血液回流，容易在肛门直肠部位发生淤积，再加上直肠上下静脉管壁薄、易曲张，久而久之，便会形成痔疮。

常吃辛辣刺激性食物

酒、辣椒、火锅等辛辣刺激性食物能刺激直肠部位的血管，使其充血和扩张，引起排便时有刺痛和坠胀感，能诱发或加重痔疮。

哪些人容易得痔疮

久坐不动族

长期保持坐姿会导致腹部血流速度减慢，下肢静脉血回流受阻。在这种状况下，直肠静脉丛容易曲张，引发血液淤积，最后发展成一个静脉团，就是痔疮。

孕妈族

孕妈妈活动相对较少，胃肠活动变慢，导致粪便在肠道内停留时间变长，其中水分被吸收，使得粪便成块、硬结，导致便秘，从而加剧静脉淤血程度，使肛门处静脉血管扩大增粗，扭曲成团，发作出血、痛苦等，进而发展成痔疮。

暴饮暴食族

习惯性暴饮暴食的人，加上常食辛辣刺激食物，很容易导致粪便干结、排便困难、腹压增加，进而引发痔疮。

蹲厕玩手机族

很多人喜欢在蹲厕所时玩手机，甚至看到精彩内容，排完便也不起来，久而久之就会导致直肠静脉受损，从而引发痔疮。

预防痔疮的"六个好习惯"

1. 预防便秘。
2. 多饮水。
3. 多运动。
4. 避免久坐、久站、久蹲。
5. 排便时间不要过长。
6. 经常做提肛运动（可采用站、坐、卧等多种姿势进行，将臀部和大腿夹紧，做深呼吸，吸气时用力夹紧肛门，呼气时放松，一提一松为一次，做20～30次，每日2～3次，可帮助静脉血回流，增强肛门括约肌的功能。）

痔疮的的饮食调养秘籍

防治痔疮的饮食原则

饮食调养	饮食原则
平时多吃富含膳食纤维的食物	膳食纤维能增加肠道蠕动，促进肠道内有害物质和致癌物质排出体外，预防便秘。富含膳食纤维的食物有粗粮、豆类、蔬菜、水果等
吃好早饭	早饭吃的好，能加强直立反射和胃、结肠反射，促进排便
少吃或不吃辛辣刺激性食物	如果吃辣椒后第二天排便时伴有刺激灼热感，就说明吃多了，不能再吃了。酒精类食物会使血管明显充血，痔疮可因此充血而扩张，导致复发

痔疮者的最佳食材

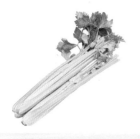

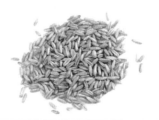

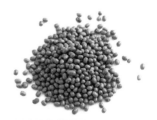

芹菜
纤维能促进胃肠蠕动。

燕麦
含有的膳食纤维，能够润肠通便。

绿豆
含较多膳食纤维，能促进排便，缓解因上火引起的便秘症状。

痔疮者的慎食食材

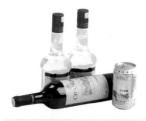

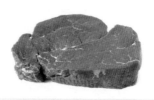

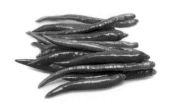

酒
饮酒会导致血管扩张，加重痔疮症状。

肉
过多摄入肉类，会造成便秘。

辣椒
对消化道有刺激性。

糜子面窝头

材料 糜子面 250 克。

调料 苏打粉少许。

做法

❶ 在糜子面中加入温开水和成软面团，加少许苏打粉揉匀面团。取小块面团，捏成上尖底圆的圆锥体，用拇指在底部捅出一个空洞。

❷ 将剩下的面团逐个捏成窝头生坯。将窝头生坯摆入蒸锅中，大火蒸约 25 分钟至熟即可。

功效 糜子面是粗粮的一种，富含矿物质和膳食纤维，常食有利于清除体内垃圾，缓解痔疮症状。

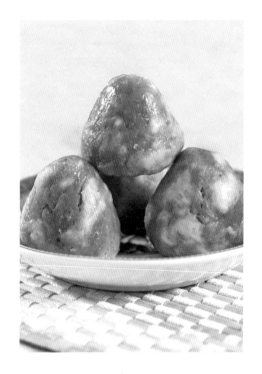

木耳烩丝瓜

材料 水发木耳 100 克，丝瓜 200 克。

调料 葱花、花椒粉、盐、水淀粉、植物油各适量。

做法

❶ 水发木耳洗净，撕成小片；丝瓜去皮，洗净，切滚刀块。

❷ 炒锅倒入植物油烧至七成热，下葱花、花椒粉炒出香味，倒入丝瓜和木耳翻炒至熟，加盐调味，用水淀粉勾芡即可。

功效 木耳和丝瓜中都含有丰富的膳食纤维，可以促进肠胃蠕动，对便秘有很好的缓解作用。

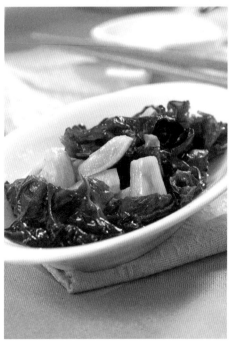

第六章　健康从「肠」计议，常见肠道疾病对症调养

腹泻，对症治疗效果好

腹泻俗称"拉肚子"，因为腹泻可以带走体内大量营养物质，故而对人体危害极大，尤其对少儿及老年人伤害更大。所以，得了腹泻后，要引起重视，及早治疗。

判断一下，你是否得了腹泻

腹泻为排便次数 >3 次 / 天，排便量增加 >200 克 / 天，粪便含水量 >85%。

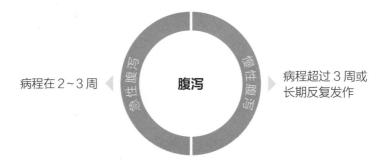

病程在 2~3 周 ◁ 急性腹泻 — **腹泻** — 慢性腹泻 ▷ 病程超过 3 周或长期反复发作

诱发腹泻的原因

急性腹泻

病毒或细菌感染是导致婴幼儿腹泻的常见因素，这种腹泻具有很强的传染性，能在家庭和病房内传播。其中，最具代表性的是肠道轮状病毒感染。这种腹泻占秋冬季节小儿腹泻的 70%~80%，所以称为秋季腹泻。秋季腹泻最显著的特征是宝宝大便呈黄稀水样或蛋花汤样，量多，无脓血，同时伴有呕吐、发热等症状，若不及时处理可导致脱水，因此要格外注意。若大便有黏液脓血，则应考虑是否为细菌性肠炎。

此外，食物中毒、食物过敏等也可引起急性腹泻。

慢性腹泻

生活中，肠道疾病很容易引起腹泻，如感染性腹泻。虽然肠道感染呈急性腹泻，但仍有部分感染会出现慢性腹泻，如肠结核、慢性细菌性痢疾、慢性血吸虫病等。非感染性腹泻，如肠易激综合征、克罗恩病等也可能引起慢性腹泻。肠道肿瘤，如结肠癌、结肠息肉等也可能引起慢性腹泻。

其实，除上述肠道疾病会引起慢性腹泻外，还有一些其他疾病也可引起慢性腹泻。

胃部疾病

胃癌、萎缩性胃炎等因胃酸缺乏可引起慢性腹泻；胃大部分切除－胃空肠吻合术、胃－肠瘘管形成后，因肠内容物进入空肠过快也可能引起慢性腹泻。

肝、胆、胰疾病

如慢性肝病、肝癌、肝硬化、慢性胆囊炎、慢性胰腺炎等都可能引起慢性腹泻。

全身性疾病

如糖尿病、动脉粥样硬化、食物及药物过敏、甲状腺功能亢进等也可引起慢性腹泻。

> **常见的 10 大类引起腹泻的药物**
>
> 1. 导泻药。
> 2. 胆碱能药物或胆碱酯酶抑制药。
> 3. 利尿药、奎尼丁、洋地黄类药物。
> 4. 抗生素，如新霉素、林可霉素等。
> 5. 促肠胃动力药。
> 6. 双胍类降糖药。
> 7. 含镁抗酸药。
> 8. 肿瘤化疗药物。
> 9. 肾上腺素能神经阻滞药物，降压药，如利血平等。
> 10. 肝性脑病用药，如乳果糖等。

如何缓解腹泻危机

慢性腹泻补水有门道

正常情况下，消化道里的大部分水分会被大肠黏膜吸收，但慢性腹泻时，大肠黏膜被破坏，对水分的吸收能力降低，水分被大量排出，导致患者脱水。所以慢性腹泻患者需要及时补充水分，但补水也是有讲究的。慢性腹泻期间，单纯的白开水或纯净水可能导致水中毒，引起水肿。这时，患者可以自制补液水，方法如下。

1.米汤 500 毫升，细盐 1.75 克（约半啤酒盖），搅拌均匀。

2.白开水 500 毫升，细盐 1.75 克，白糖 10 克，搅拌均匀。

补液宜及早进行，而不要等到脱水了再补充，应该按照"丢多少补多少"的原则补充，且注意补液的速度和补液量。

从容应对小儿秋季腹泻

腹泻是 9~18 个月的婴幼儿常见的疾病，多发生在每年秋季，轮状病毒感染引起的肠炎。秋季腹泻起病急，多是先出现呕吐的症状，不管吃什么，哪怕是喝水，都会很快吐出来。紧接着就是腹泻，大便呈水样或蛋花样，每天五六次，严重的有十几次。腹泻的同时还伴有低热，体温一般在 37～38℃。宝宝会因为肚子痛，一直哭闹，并且精神萎靡。

1 在护理方面，为预防宝宝脱水，可以去药店买点调节电解质平衡的口服补液盐，宝宝一旦开始吐泻，就用勺一口一口不停地喂补液盐。如果吐得很严重，持续腹泻，宝宝舌头干燥，皮肤抓一下成皱褶，且不能马上恢复原来状态，就说明脱水了，此时必须去医院输液治疗。

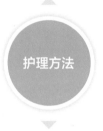

护理方法

2 在喂养方面，起初除了喂奶还可以喂些米汤之类的流食。待呕吐停止后，如果宝宝有食欲，可以添加一些易消化的辅食、点心类。不能因为宝宝腹泻就只给宝宝喂奶，这样不利于大便成形。

秋季腹泻，多长时间能恢复

秋季腹泻是一种自限性腹泻，即使用药也不能显著缓解症状。呕吐一般1天左右就会停止，有些会延续到第2天，而腹泻却迟迟不止，即便烧退下来了，也会持续排泄三四天像水样的白色或柠檬色的大便，时间稍长，大便的水分被尿布吸收后，就变成了质地较均匀的有形便，而并不只是黏液。一般需要7～10天，宝宝才能恢复健康。

防治腹泻的"三个好习惯"

1. 养成良好的卫生习惯，尤其是手部卫生，因为腹泻类疾病很多是通过手—口传播。
2. 少吃生冷、辛辣的食物。
3. 多补充水分。

腹泻的饮食调养秘籍

防治腹泻的饮食原则

饮食调养	饮食原则
急性腹泻	排便频繁、呕吐严重者，应暂时禁食，由静脉输液补充水分和电解质。呕吐停止后，可食用清淡止泻的流质饮食。随着排便次数的减少，饮食可逐渐采用少渣、低脂半流质饮食或软食
慢性腹泻	应食用易消化、质软少渣、无刺激性的食物。膳食应提供充足的热量及蛋白质，并富含维生素和矿物质，以增强抗病能力；宜采用循序渐进的方式来提高营养素的摄入量，如少渣流食→少渣半流食→少渣软食→软食。适当控制脂肪摄入量，如烹调时可采用蒸、煮、氽、焖等方法以减少用油量

腹泻患者的最佳食材

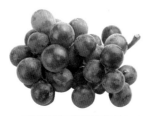

葡萄
有收敛作用，止泻效果好。

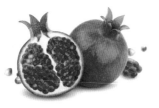

石榴
收敛涩肠的作用，尤其适合慢性腹泻患者食用。

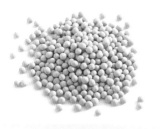

黄豆
能补充因腹泻流失的营养。

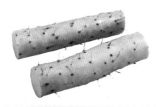

山药
具有健脾止泻的功效。

腹泻患者的慎食食材

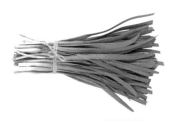

韭菜
增进胃肠蠕动，加剧腹泻症状。

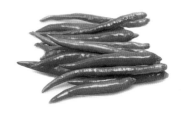

辣椒
刺激肠胃，会刺激消化道黏膜，让腹泻症状更严重。

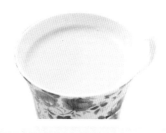

豆浆
会使肠内胀气，加重腹泻。

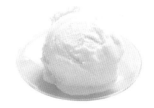

冷饮
加重腹泻。

第六章 健康从『肠』计议，常见肠道疾病对症调养

山药小米粥

材料　山药 45 克，小米 50 克。

调料　蜂蜜、枸杞子各适量。

做法

❶ 小米洗净；山药去皮后洗净，切块，放入冷水中浸泡；枸杞子洗净，浸泡。

❷ 锅中加入适量水，水沸后下入小米、山药、枸杞子，大火烧开后转小火熬煮至小米黏稠，然后再煮 5 分钟左右关火，待粥稍微冷却时淋入蜂蜜即可。

功效　山药有健脾补肺、固肾益精、增强免疫的功效。可用于脾虚泄泻、小儿泄泻等病症的辅助调养。

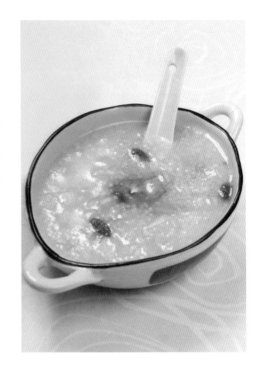

胡萝卜炒肉丝

材料　胡萝卜 1 根，猪里脊肉 50 克。

调料　生抽、料酒、酱油各 5 克，盐、淀粉各 2 克，葱末、姜末各 3 克，植物油适量。

做法

❶ 胡萝卜洗净，切丝；里脊肉洗净，切丝，用生抽、淀粉抓匀腌渍 10 分钟。

❷ 锅内放植物油，爆香葱末、姜末，倒入肉丝翻炒，加入料酒、酱油继续翻炒至熟，倒入胡萝卜丝、盐，炒软即可。

功效　里脊肉是猪肉中含脂肪最少的部分，并且富含蛋白质，较易消化吸收，适合肠胃虚弱的腹泻患者食用。

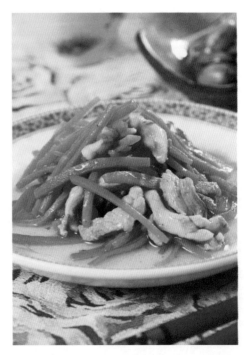

功能性消化不良，
重在规律进食

功能性消化不良主要是由于胃和十二指肠功能紊乱引起的疾病。可以通过合理饮食，调理肠胃，改善消化功能，预防和改善病情。

判断一下，你是否得了功能性消化不良

功能性消化不良根据临床症状特点，可以分为两个类型。

类型一：餐后不适综合征

对于餐后不适综合征患者，至少要满足下面标准之一。

1.进食平时餐量后出现饱胀不适，且每周出现数次。

2.早饱的感觉让患者不能进食平时餐量，且每周出现数次。

类型二：上腹疼痛综合征

对于上腹疼痛综合征患者，必须符合以下各项。

1.至少每周出现1次中等程度的上腹疼痛或烧灼感。

2.上腹疼痛为间断性。

3.除上腹部以外的腹部其他区域和胸部没有疼痛。

4.排便或肛门排气后上腹部疼痛不能缓解。

5.没有奥迪括约肌和胆囊功能障碍。

功能性消化不良的显著表现

1. 餐后饱胀：食物排空能力下降、胃肠蠕动减慢，导致食物长时间滞留胃肠道引起的不适。

2. 早饱感：吃点食物就感到胃部饱胀，不能进食正常的饮食量。

3. 上腹部疼痛、烧灼感。

4. 其他症状，如食欲下降、呕吐、恶心等，有些患者还会伴有腹泻、便秘等不适。

诱发功能性消化不良的原因

感染幽门螺杆菌

幽门螺杆菌在酸性胃液环境中存活，且能促进胃酸分泌，导致十二指肠功能紊乱，久而久之就会形成功能性消化不良。

精神因素

每个人对压力的承受力不同，有些人会出现焦虑、抑郁等情绪。有研究表明，经常焦虑、抑郁的人比正常人更容易患功能性消化不良。

有胃肠道感染病史

曾患过细菌性痢疾、阿米巴痢疾等胃肠道感染病的患者发生功能性消化不良的概率较正常人明显偏高。

基因差异

研究表明，患功能性消化不良的人某些基因结构与正常人有一定程度的差异。

> **预防功能性消化不良的"三个好习惯"**
>
> 1. 不吃有刺激性、不易消化的食物。
> 2. 按时作息，保证睡眠。
> 3. 多做运动。

哪些人容易得功能性消化不良

其实功能性消化不良在生活中比较普遍，下面这些人属于高危人群，更应引起高度重视。

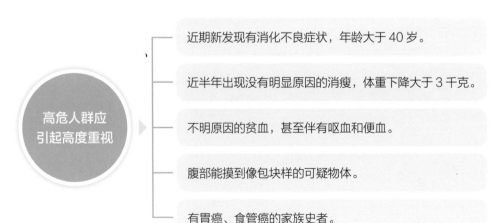

高危人群应引起高度重视

- 近期新发现有消化不良症状，年龄大于 40 岁。
- 近半年出现没有明显原因的消瘦，体重下降大于 3 千克。
- 不明原因的贫血，甚至伴有呕血和便血。
- 腹部能摸到像包块样的可疑物体。
- 有胃癌、食管癌的家族史者。

功能性消化不良的饮食调养秘籍

防治功能性消化不良的饮食原则

1.饮食应以温、软、淡、素、鲜为宜，少吃油炸、腌制、辛辣、刺激性食物。

2.应定时定量进食，保持少食多餐的良好饮食习惯，不可暴饮暴食。避免过饱，改善因胃动力不足而造成的饱胀、胃痛。

3.进食时细嚼慢咽，对食物充分咀嚼，咀嚼食物的次数越多越充分，分泌的唾液也越多，越能促进消化，并且食物进入肠胃后对胃黏膜也有保护作用。

4.饮水择时，最佳的饮水时间是晨起空腹时及每次进餐前 1 小时，不可餐后立即饮水或用汤泡饭。

5.适当吃一些能促进消化的食物，如酸奶、山楂、苹果、菠萝、木瓜、猕猴桃、番茄、大麦茶、陈皮等食物中含有各种有机酸或分解酶等，可以促进食物的消化。

6.烹调宜用蒸、煮、熬、烩，少吃坚硬、粗糙的食物。

7.忌食加工食品、垃圾食物、碳酸饮料及所有乳制品。

8.温度要适宜，食物的温度应以"不烫不凉"为度。

功能性消化不良患者的最佳食材

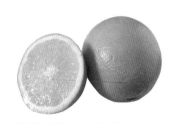

橙子
富含维生素C，可以保护胃黏膜，提高胃黏膜的抵抗力。

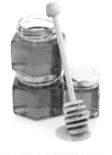

蜂蜜
含有果糖、维生素等多种成分，可以促进胃黏膜修复。

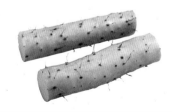

山药
含有淀粉酶、多酚氧化酶等物质，有利于促进胃的消化吸收。

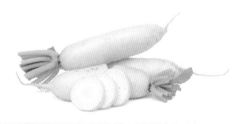

白萝卜
含有一种特殊的辣味，可增加食欲，帮助消化，减轻胃部负担，保护肠胃健康。

蛋香萝卜丝

材料 白萝卜200克，鸡蛋1个。

调料 葱花8克，盐2克，植物油适量。

做法

❶ 白萝卜洗净，切丝，加少许盐、凉白开腌渍。

❷ 鸡蛋打散，再倒入少许凉白开、少许盐打成蛋液。

❸ 锅置火上，放适量植物油烧热，放入白萝卜丝，大火翻炒，待萝卜丝将熟时，撒入葱花并马上淋入蛋液，炒散后即可。

功效 白萝卜具有清肠排毒、防癌抗癌的功效。鸡蛋有健脑益智、滋阴养血、增强体质、促进生长发育的功效。

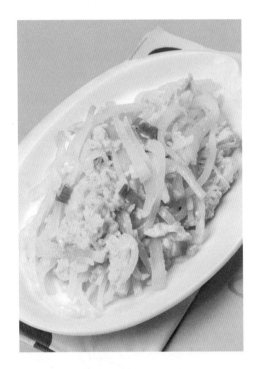

肉末炒豇豆

材料 豇豆150克，猪瘦肉75克。

调料 葱花、蒜末各5克，盐2克，植物油适量。

做法

❶ 豇豆择洗干净，切段；猪瘦肉洗净，剁成肉末。

❷ 炒锅置火上烧热，倒入植物油，炒香葱花，放入肉末煸至变色，下入豇豆段翻炒均匀，淋入少许清水，烧至豇豆段熟透，加入盐和蒜末，炒至闻到蒜香味即可。

功效 豇豆所含B族维生素能维持正常的消化腺分泌和胃肠道蠕动，可帮助消化。将肉处理成肉末，与豇豆同食，可补充蛋白质，并易于消化。

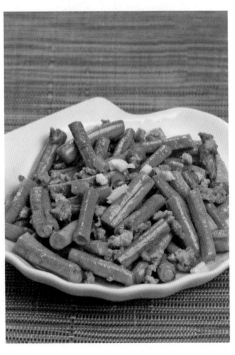

肠易激综合征，
放松肠道最重要

　　肠易激综合征是一种以腹痛或腹部不适伴腹泻、便秘或腹泻与便秘交替出现的常见功能性肠病。多是因为不健康的饮食和压力过大导致的，所以日常生活中调整生活习惯，是可以预防和缓解的。

判断一下，你是否得了肠易激综合征

　　最近 3 个月内，每个月至少有 3 天出现腹痛或腹部不适，且符合下面 2 项或 3 项。

 排便时腹痛或腹部不适减轻

 腹痛或腹部不适时伴有排便频率改变

3 ▶ 腹痛或腹部不适时伴有大便外观的改变

诱发肠易激综合征的原因

　　肠道的运动、感觉和分泌功能主要受自主神经系统和内分泌系统调节，而调控它们的中枢与情感中枢处于同一解剖部位，容易受内外环境和情绪的影响，因此，肠道是身体最敏感的器官。生活、工作压力大，情绪波动大等因素会影响神经系统，从而引起自主神经紊乱，导致肠道不适，引起肠易激综合征。

职业心理紧张

　　有强烈的进取心，竞争意识强，常使自己处于重压之下；外部压力，如工作紧张、环境恶劣等也会加重竞争者的心理负担，使之精神紧张，加重肠道负担。

饮食习惯不规律

　　三餐进食量和时间无规律，饮食结构不合理，容易造成营养不良。另外，常吃辛辣刺激的食物、过量饮酒等都会刺激肠道，甚至加重肠道负担。

缺乏运动

工作压力大的人受主观因素影响，在身心两方面对运动的需求都不高，缺乏运动很容易减慢肠道蠕动。

心理疾病

每个人承受的心理压力不同。心理素质差的人，遇到挫折容易慌乱，失去信心，造成心理伤害。有研究表明，抑郁、焦虑和恐惧等不良情绪都可能降低肠道动力。

如何缓解肠易激综合征

缓解压力

在日常工作和生活中，要注意创造缓解压力的工作和生活环境，制订相应的缓解压力措施；多交流和沟通，适当发泄心事，调整心态，保证心情舒畅。此外，要加强自身的修养，加强意志锻炼，提高自身心理耐受力，尽量在身体劳累和心理重压下保持心理平衡。这些都有利于放松肠道，缓解肠易激综合征。

限制产气食物的食用和饮用

因为产气食物进入肠道，经过肠道内细菌的充分发酵，会产生大量的硫化氢、氨气等，如果不能及时排出体外，蓄积在肠道中，就会使肠道扩张，减缓肠道蠕动，引起肠胀气、腹痛、便秘或腹泻等。所以肠易激综合征患者要限制食用产气的食物，如碳酸饮料、酒精、豆类等。

适量增加有益菌的量

肠易激综合征与肠内菌群的失衡存在一定的因果联系。健康人肠内的菌群是处于平衡状态的，也就是有益菌能够有效抑制有害菌，保证肠道内环境的均衡。

但现代生活无规律、饮食不良、精神压力大等因素，导致肠内有害菌增多，菌群异常。所以，为了预防和缓解肠易激综合征，适量增加有益菌，有利于调节肠道菌群均衡，从而达到肠道健康。其中，以乳酸菌和双歧杆菌家族的益生菌以及嗜热链球菌的功效最为明显。

> **预防肠易激综合征的"四个好习惯"**
>
> 1. 加强运动，提高机体免疫力。
> 2. 规律进食，不吃刺激性食物。
> 3. 不要过度劳累，保证足够的睡眠。
> 4. 保持好心情，不要钻牛角尖。

肠易激综合征的饮食调养秘籍

防治肠易激综合征的饮食原则

饮食调养	饮食原则
营养搭配要均衡，多吃有营养且易消化的食物	营养均衡才能维持肠胃的正常功能，提高身体的抗病能力；易消化的食物，不会给胃肠道增加额外的负担
饮食有规律，定时定量，切忌暴饮暴食	很多人饮食没有规律，有时间就吃，没时间就不吃，爱吃的就大吃一顿，不合口味的就饿一顿，这样对肠胃伤害很大。一日三餐应该定时定量，千万不要暴饮暴食
细嚼慢咽，保持精神愉快	食物嚼得越细越烂，胃的负担越小，食物越好消化。另外，肠胃健康与精神因素有很大关系，紧张、郁闷、忧郁等负面情绪会影响肠胃功能，易导致消化不良、腹胀、腹痛，进而诱发胃炎、胃溃疡。因此，吃饭时要保持精神愉快，以利于食物的消化吸收
少吃辛辣刺激性食物，少喝酒和浓茶	大量食用辣椒、芥末等辛辣刺激性调味品，容易导致腹泻、便秘等；酒中的乙醇刺激性较大，另外过量饮酒还会增加脂肪肝、心脑血管疾病的风险；浓茶虽然可以提神，却会消耗体内的 B 族维生素，而且空腹喝还会刺激胃黏膜
食物的温度不要过热或过冷	食物温度不当，容易引起胃肠道不舒适，诱发肠易激综合征

肠易激综合征患者的最佳食材

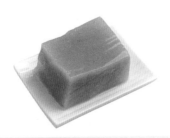

魔芋
含有丰富膳食纤维，可以促进食物在肠道内蠕动，加速粪便排出，预防肠易激综合征的发生。

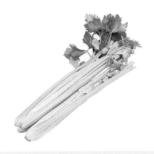

芹菜
含有大量膳食纤维，可以促进肠胃蠕动，促进体内废物的排出，起到清洁肠道的作用。

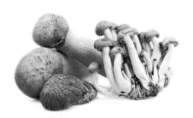

菌藻类
膳食纤维含量高，且含有多种微量元素。每天食用两种菌藻类食物，可以促进大肠杆菌的代谢。最好与动物性蛋白质食物搭配。

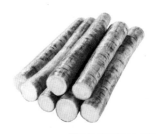

牛蒡
增加肠道中益生菌的最佳食物，能刺激肠道蠕动，调整肠道功能。

肠易激综合征患者的慎食食材

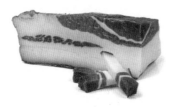

肥肉、动物油
脂肪含量非常高，不容易消化，大量食用会导致消化不良、腹胀、腹泻等。

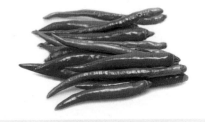

辣椒
性热、味辛辣，不仅会刺激胃黏膜，还会助热生燥，引起上火和便秘。

预防大肠癌，
常食苹果和酸奶应有效

大肠癌是常见的恶性肿瘤，包括结肠癌和直肠癌，其早期症状不明显，常常仅表现为大便干结、消化不良等。随着病情的发展，会出现便秘、腹泻、腹痛、便血等症状，也会伴有贫血、消瘦和发热等全身症状。所以，平时有肠道问题的人，一定要想办法解决便秘和腹泻问题，以此降低患大肠癌的风险。

判断一下，你是否得了大肠癌

大肠癌的高危人群，如 40 岁以上男性、家族性多发性肠息肉患者、溃疡性结肠炎患者、慢性血吸虫病患者及有大肠癌家族史的人应定期检查，警惕大肠癌的预警讯号及早期症状，如大便习惯改变，腹泻与便秘交替出现，大便带血或黑便，大便形状变扁变细等。

大肠癌早期筛查

第一步，病史的采集

病史的采集主要是注意排便的现状、有没有血便、有没有黏液便，是否伴有腹痛等。

第二步，直肠指检

因为 50% 的大肠癌集中在直肠，而直肠里又有 50% 的癌细胞集中在中低位置，所以做直肠指检，能够发现大部分的大肠癌。

第三步，大便的隐血实验

如果肉眼看不到大便中带血，但化验显示有血，可能存在潜在的危险。

第四步，肠镜检查

提到肠镜检查，很多人会恐惧，但肠镜检查对早期发现大肠癌是非常重要的手段。此外，化验检查里有一个特别的指标就是癌胚抗原（CEA），如果这个指标比较高，那么患有大肠癌的概率就高。

诱发大肠癌的不良原因

大肠癌的病因尚不清楚，但据临床研究显示，很可能与下列原因有关。

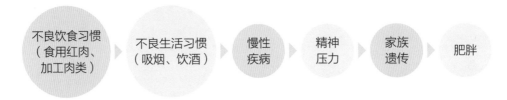

不良饮食习惯（食用红肉、加工肉类） ▸ 不良生活习惯（吸烟、饮酒） ▸ 慢性疾病 ▸ 精神压力 ▸ 家族遗传 ▸ 肥胖

哪些人容易得大肠癌

常食高脂高蛋白的人

因为油炸鸡腿、肥肉等高脂高蛋白的食物缺少膳食纤维，会影响肠道正常蠕动速度，导致粪便长时间停留在肠道内，易产生毒素，长此以往，会增加罹患大肠癌的概率。

长期熬夜的人

长期熬夜会导致肠道内毒素堆积，减慢新陈代谢的速度，也会增加患大肠癌的风险。

长期便秘、便血的人

长期便秘会导致大便干结，且毒素堆积在肠道内，如此循环往复，严重者会诱发便血，而便血可能是癌前预警。

长期精神抑郁的人

生活、工作、学习压力大都可能导致个人出现精神紧张现象，严重者可能会出现抑郁、焦虑等现象。心理上的这种不适感往往会导致腹痛、腹泻、肠道蠕动不正常、排毒功能异常，从而增加患大肠癌的风险。

患相关慢性疾病的人

虽然某些慢性肠道疾病不一定会发展为癌症，但是临床显示，有大肠息肉的患者、有10年以上慢性溃疡性结肠炎患者得大肠癌的概率比普通人高。

此外，如长期慢性阑尾炎、已切除阑尾、胆囊炎等人群也可能增加罹患大肠癌风险。

有家族遗传史的人

大约有近 1/4 大肠癌患者可能由遗传因素所致。如家族中有遗传性非息肉病性结直肠癌等病史的人，其患大肠癌的风险高于一般人。

年龄超过 40 岁的人

大肠癌可发生于任何年龄，但临床病例显示，大约 90% 患者的年龄大于 40 岁。由此可知，40 岁以上的人是大肠癌的高发人群。

> **预防大肠癌的"四个好习惯"**
>
> 1. 戒烟。
> 2. 锻炼身体。
> 3. 少熬夜。
> 4. 少吃高脂高蛋白的食物，增加膳食纤维的摄入量。

大肠癌的饮食调养秘籍

防治大肠癌的饮食原则

饮食调养	饮食原则
饮食不宜太过精细	日常饮食不宜过于精细，因为精米白面含糖量高，可能会影响甘油三酯或血糖的水平，这些因素可直接或通过胰岛素等多种激素间接作用于大肠上皮细胞，促进癌变，诱发大肠癌。因此，要预防大肠癌，日常饮食可以粗细粮搭配食用，且粗粮应占主食的 1/3~1/2
坚持高纤维饮食	在正常饮食中增加膳食纤维，保证每日膳食纤维摄入量不低于 30 克，这样可以增加粪便体积及含水量，刺激肠道蠕动，降低肠管内压力，促进粪便中胆汁酸和肠道有害物质的排出，预防直肠癌的发生。高纤维食物有豆类、燕麦、薏米、糙米、荞麦、芥蓝、芹菜、菠菜、西蓝花、苹果、梨、桃等
淀粉类食物不可少	淀粉在预防肠癌方面有独特的作用。淀粉进入结肠后，就会被有益菌分解，且会将废物加速从消化道排出。此外，淀粉类食物往往含钾丰富，能维持肠道神经肌肉的兴奋性，有利于大便排出
适量喝些酸奶	几乎所有便秘或腹泻患者都存在肠道菌群失衡的现象。所以适量喝些富含有益菌的酸奶，是改善肠道疾病的好方法。酸奶中的有益菌可以阻止肠道内有害菌，促进体内有益菌生长繁殖，恢复肠道菌群平衡，改善肠道环境，促进肠道蠕动，起到通便作用

大肠癌患者的最佳食材

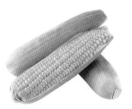

玉米
促进排便和排毒，净化肠道环境。

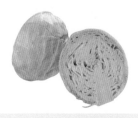

圆白菜
润肠通便、抑制毒素产生的作用，进而防治大肠癌。

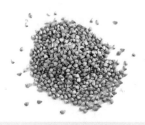

荞麦
富含膳食纤维，可以降低肠道内致癌物质的浓度，从而降低结肠癌和直肠癌的发病率。

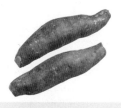

红薯
含有的膳食纤维，可以"擦洗"直肠的肠壁，减少有害物质在体内的滞留时间，能有效预防大肠癌的发生。

大肠癌患者的慎食食材

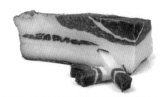

肥肉
高脂、油腻，不易消化。

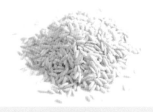

糯米
不易消化。

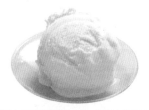

生冷食物
影响肠胃正常运转，影响食物消化。

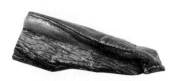

腊肉
含有的亚硝酸盐，可致癌。脂肪含量也较高。

养好肠道　年轻20岁

·

芝麻油菜

材料 油菜 150 克，白芝麻 25 克。

调料 盐、香油、鸡精各适量。

做法

❶ 油菜择洗干净，入沸水中焯 1 分钟，捞出，晾凉，沥干水分；白芝麻挑去杂质。

❷ 炒锅置火上烧热，放入白芝麻炒熟，盛出，晾凉。

❸ 取盘，放入油菜，加盐、鸡精和香油拌匀，撒上熟白芝麻即可。

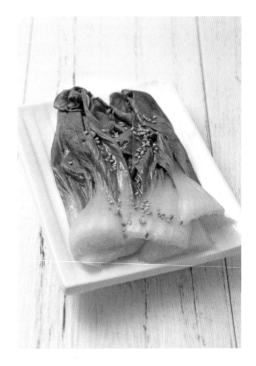

拔丝红薯

材料 红薯块 400 克。

调料 白糖、植物油各适量。

做法

❶ 锅内倒适量植物油烧热，下红薯炸黄捞出。

❷ 另起炒锅加植物油、清水、白糖，熬至白糖冒小泡，将红薯块倒入，待白糖汁均匀裹住红薯块后出锅装盘即可。

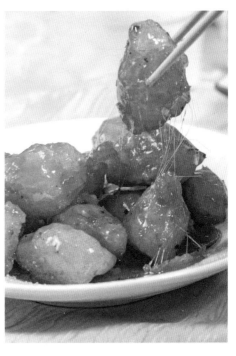

阑尾炎患者，慢点进食

一说到阑尾炎，大家的反应就是疼起来真是要命。它多是因为肠道被堵、食物残渣误入阑尾、细菌感染等原因导致的炎性改变，也可以说是一种"堵"出来的疾病。其典型的表现有腹部剧痛、胃肠道症状及右下腹压痛、腹肌紧张和发热等。这种疾病的术后护理不可忽视。

判断一下，你是否得了阑尾炎

腹痛是阑尾炎最典型的症状，那么出现腹痛时，是否就是阑尾炎呢？下面介绍一个小方法来快速判断。

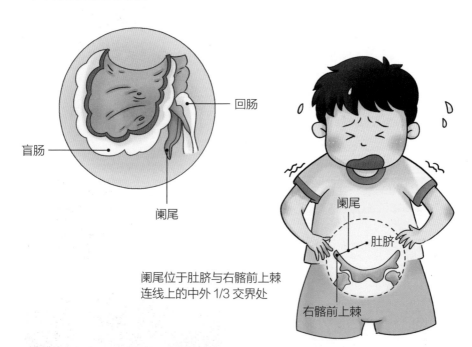

回肠

盲肠

阑尾

阑尾

肚脐

右髂前上棘

阑尾位于肚脐与右髂前上棘
连线上的中外 1/3 交界处

预防阑尾炎的"三个好习惯"

1. 多吃清淡、易消化的食物。
2. 吃完饭，不要马上躺下，适当运动。
3. 少熬夜，生活规律。

如上图所示：将肚脐和右髂前上棘的连线分成 3 等分，找到靠近右髂前上棘处的 1/3 交界点。若得了阑尾炎，用手指按压此处会有明显的压痛，突然放开的一刹那更痛。

诱发阑尾炎的不良原因

阑尾腔阻塞

胃肠功能紊乱、消化不良，进而导致大肠内积聚了很多食物残渣，大肠会把水分吸收，剩下的就是质地较硬的粪石，如果掉到阑尾腔里造成阻塞，可能会诱发阑尾炎。另外，阑尾管壁中的淋巴滤泡明显增生，也会引起阑尾腔阻塞。

细菌感染

由于阑尾本身与盲肠是相通的，本身就有很多细菌。如果阑尾本身的黏膜破裂，就会使得肠道杆菌入侵，诱发阑尾炎。

哪些人容易得阑尾炎

儿童

由于儿童的阑尾较细，容易堵塞诱发阑尾炎。另外，儿童免疫力低容易感冒发烧、乱吃东西，饮食不规律，这样胃肠蠕动也会不规律，也会诱发阑尾炎。

小儿急性阑尾炎是一种外科急腹症，发病快、病情重、穿孔率高、并发症多。1岁以内婴儿发生急性阑尾炎穿孔的概率几乎是100%，2岁以内为70%~80%，5岁时为50%，且小儿急性阑尾炎的死亡率为2%~3%。小儿检查时常不配合，导致腹部是否压痛、程度如何不易确定，确定后应立即切除阑尾。

老年人

随着年龄的增大，老年人抵抗力下降，血管硬化，阑尾壁变薄，约1/3的病人就诊时阑尾已穿孔。此外，老年人反应能力低，腹肌萎缩，即使阑尾炎已穿孔，腹部压痛也不明显，很容易误诊。

妊娠期妇女

由于孕妇生理方面的变化，妊娠中期之后，阑尾和盲肠被逐渐增大的子宫向右上腹方向移位，一旦发生阑尾炎，不容易诊断。孕妇发生阑尾炎危险性会高于一般成人，对孕妈妈和胎宝宝的生命都会造成威胁。

对于妊娠期急性阑尾炎的治疗，原则上从孕妇安全出发。孕1~3个月，治疗原则和一般成人相同，应及时切除阑尾；孕4~7个月，症状严重者以手术治疗为好；孕8~10个月，约50%孕妇可能早产，甚至导致胎儿死亡，手术时尽量减少对子宫的刺激。

阑尾炎的饮食调养秘籍

防治阑尾炎的饮食原则

饮食调养	饮食原则
规律饮食	如果日常饮食饥一顿饱一顿，很容易导致胃肠道排空和充盈失去固定的规律，不利于肠道的正常蠕动，容易导致肠道堵塞，引起阑尾炎，所以要养成规律进餐的习惯。此外，不要暴饮暴食，因为这样会突然加重胃肠的负担，加大食物的机械性刺激，导致肠道正常蠕动发生改变，容易堵塞胃肠道，引起阑尾炎
细嚼慢咽	进食时狼吞虎咽，食物就很难被充分地消化和吸收，容易堆积在肠道内，增加肠道负担，减缓肠道蠕动的速度，造成肠道堵塞。细嚼慢咽能够让食物充分地被消化和吸收，方便食物残渣顺利通过肠道，且减少进入盲肠的食物残渣，有利于预防阑尾炎的发生
适量补充黄金双歧因子	黄金双歧因子含有大量水溶性膳食纤维，能加强肠胃蠕动，促进代谢废物排泄，清除肠道垃圾，有效预防肠道炎症。此外，黄金双歧因子能加速双歧杆菌的繁殖，抑制有害菌的生长，恢复肠道菌群的微生态平衡，保持胃肠功能正常，有利于预防阑尾炎的发生
忌食难以消化的食物	生冷、坚硬等难以消化的食物，加重胃肠负担，会导致消化不良，也会导致阑尾炎的发生

阑尾炎患者的最佳食材

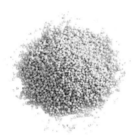

小米
富含维生素 B_1、维生素 B_{12} 等，对消化不良、阑尾炎有益。

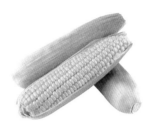

玉米
膳食纤维含量很高，可刺激肠胃蠕动，加速食材残渣排出体外，有益于阑尾炎。

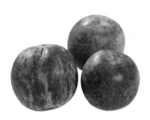

李子
能促进消化酶的分泌，增加肠道蠕动，加速食物顺利通过肠道，避免食物残渣过多滞留肠道内，误入阑尾。

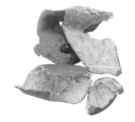

橘皮
含有的挥发油对消化道有刺激作用，可增加消化液的分泌，促进肠胃蠕动，加速食物排出体外，降低阑尾炎发生的概率。

阑尾炎患者的慎食食材

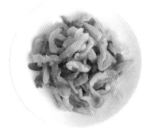

腌制食品
腌肉、咸菜等腌制食品含有大量的亚硝酸盐、钠，不仅会刺激胃黏膜，还有致癌作用，降低抗病能力。

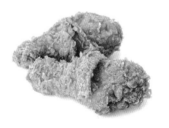

油炸食品
这些食品营养密度很低，却富含油脂、盐等，极不利于肠胃的消化吸收。

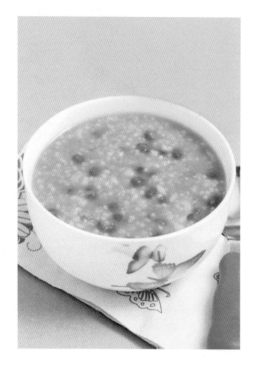

小米红豆粥

材料 红豆、小米各 20 克，大米 50 克。

做法

❶ 红豆洗净，用清水泡 4 小时，再蒸 1 小时至红豆酥烂；小米、大米分别淘洗干净，大米用水浸泡 30 分钟。

❷ 锅置火上，倒入适量清水大火烧开，加小米和大米煮沸，转小火熬煮 25 分钟成稠粥。

❸ 将酥烂的红豆倒入稠粥中煮沸，搅拌均匀即可。

功效 小米红豆粥有健脾胃、促进消化的功效。

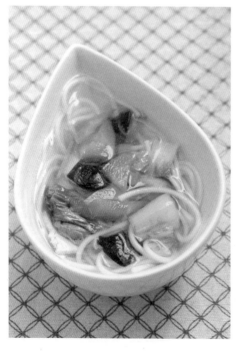

香菇胡萝卜面

材料 拉面 150 克，鲜香菇、胡萝卜各 30克，菜心 100 克。

调料 盐 1 克，葱花 5 克。

做法

❶ 菜心洗净，切段；香菇、胡萝卜洗净，切片。

❷ 锅内倒油烧热，爆香葱花，加足量清水大火烧开，放入拉面煮至软烂，加入香菇片、胡萝卜片和菜心段略煮，加盐调味即可。

功效 香菇健脾胃、益气血，与胡萝卜搭配煮面可润肠通便、促进消化，增进食欲。

第七章

高招养肠道，
不同人群有不同

儿童胃肠道娇嫩，注意预防护理

婴幼儿

从小保护好孩子的肠道，孩子长大后就会少生病。婴儿从出生开始，咀嚼能力逐渐加强，消化系统也逐渐发育成熟。例如胎儿期，消化道内是无菌的，出生后24~48小时，肠道就出现了细菌，宝宝越大，肠道菌群就越复杂，一般到2岁的时候，肠道菌群已经接近成年人的数量。要根据宝宝不同阶段的生长发育特点，合理喂养。

儿童胃肠虚弱的原因

儿童出现胃肠虚弱，除了先天的原因外，更多的是后天的影响，如长期饮食不规律，过多进食生冷、不易消化的食品等。一般会出现面色发黄、头发稀疏、身体消瘦、指甲薄脆易断等；严重的还可出现发作性脐周痛、大便增多等症状。

调理要点

1. 合理喂养，不要经常给孩子吃油腻、生冷、油炸等食物，避免伤及肠胃。
2. 帮助孩子养成良好的饮食习惯，不挑食，不厌食，保证营养的充分，保证肠胃功能的正常。
3. 每餐定时定量，零食要少吃，避免过饥过饱。
4. 避免滥用清热泻火类的药物，如板蓝根冲剂等，以免伤及脾胃健康。

儿童肠胃调理的食材

山药：补中益气的食材，特别适合肠胃虚弱的孩子食用。

石榴：生津止渴、收涩止泻，适用于小儿口渴咽干、小儿疳积、久泻脱肛、肠虫腹痛等症。

南瓜：补中益气、消炎止痛、解毒杀虫，对肠胃虚弱有很好的食疗作用。

孩子腹泻，摸摸肚子就管用

小儿腹泻，是一种消化道疾病，四季皆可发生，夏、秋季较多见。慢性腹泻往往会导致营养不良、生长发育迟缓等症。

摩腹

精准定位： 整个腹部。

推拿方法： 家长以右手中间三指逆时针推拿孩子腹部3分钟。

取穴原理： 中医认为，腹部是气血生化之源。此方法可以帮助消化、调理腹泻问题。

揉脐

精准定位： 脐中心。

推拿方法： 以一手掌根按揉孩子脐部1~3分钟。

取穴原理： 揉脐可温阳散寒、补益气血、健脾和胃、消食导滞。主治各种腹泻。

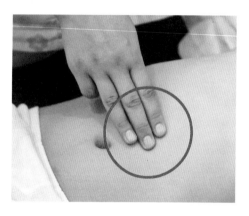

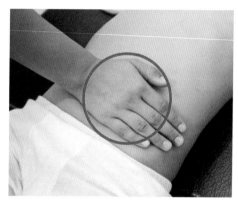

推拿大肠经，肠道疾病消无踪

精准定位： 食指桡侧缘，从食指端到虎口的一条纵向连线。

推拿方法： 用拇指指腹从孩子食指尖直推向虎口100~300次，称为补大肠；从虎口直推向食指尖100~300次，称为清大肠。补大肠和清大肠合称推大肠。

取穴原理： 补大肠能温中止泻，清大肠能清利肠腑。主治孩子便秘、腹泻等症。

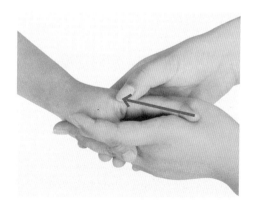

男人关注直肠，
别让癌症找上门

扫一扫，看视频

男性肠道虚弱的原因

竞争压力大、经常大鱼大肉、暴饮暴食、酗酒、抽烟、劳累过度、缺乏锻炼等，都是影响胃肠道功能的主要原因。另外，男性缓解压力的渠道比女性少，更容易造成"内伤"。常表现为食欲不良、容易困乏、头昏脑涨、记忆力下降、肥胖、胃痛、呃逆、饮食后腹部不适、舌淡苔白等。

调理要点

1. 饮食有规律，避免暴饮暴食，不酗酒。

2. 适当运动，增强体质，促进肠道的血液循环，维持正常的功能。

3. 戒烟。吸烟还可使肠道功能紊乱，造成蠕动亢进或抑制，加重腹泻或便秘的症状。

4. 保证足够睡眠，调整好心情和生活习惯。

饮食原则

营养搭配要均衡，多吃新鲜蔬菜、水果和粗粮

营养均衡才能维持胃肠的正常功能，提高身体的抗病能力；新鲜蔬菜、水果和粗粮中的膳食纤维、维生素和矿物质的含量高，多吃一些，既能增进食欲、促进消化，又能清肠利便、预防肠道疾病。

饮食有规律，定时定量，切忌暴饮暴食

很多成年人饮食都没有规律，有时间就吃，没时间就不吃，爱吃的就大吃一顿，不合口味的就饿一顿，这样很容易导致胃肠功能紊乱，久而久之容易引发消化系统溃疡。一日三餐应该定时定量，千万不要暴饮暴食。

细嚼慢咽，保持精神愉快

食物嚼得越细越烂，胃的负担越小，食物越好消化。另外，肠胃健康与精神因素有很大关系，紧张、郁闷、忧郁等负面情绪都会影响肠胃功能，易导致消化不良、腹胀、腹痛，进而诱发胃炎、胃溃疡。因此，吃饭时要保持精神愉快，以利于食物的消化吸收。

少吃辛辣刺激性食物，少喝酒和浓茶

辣椒、芥末等辛辣刺激性食物及酒精都要尽量避免。

擦胸腹，健脾养肝

操作方法

1 双掌五指分开，相对放在前胸乳下方。

功效： 胸胁部为足厥阴肝经和足少阳胆经所过之处，肝胆气机不畅则胸闷不舒，都滞日久就会胸胁胀痛，肝气犯脾则会饮食失调，影响肠道功能。该动作能够开胸理气，舒肝健脾强心，解心胸之郁闷。

2 稍用力沿肋肋分向两边推擦，上下往返从胸到脐及至小腹。

注意事项

此手法不宜过重，因肝为将军之官，激之则变，故应该以柔制刚。

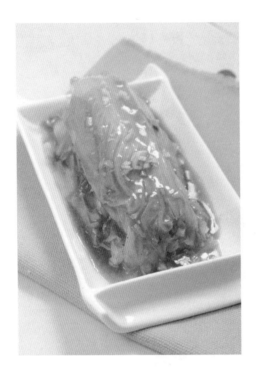

蒜蓉娃娃菜

材料 娃娃菜 400 克，大蒜 50 克。

调料 盐、水淀粉、鸡精、蚝油、植物油各适量。

做法

❶ 娃娃菜洗净，一剖为四，入沸水中焯烫；蒜去皮，切末。

❷ 锅中放少许植物油，油烧至六成热时将蒜末放入，转小火待蒜末煎至金黄时捞出。把煎好的蒜末撒在娃娃菜上。锅中留少量底油，开小火，倒入蚝油、盐、鸡精和少量水，加入水淀粉勾芡，再将芡汁浇在娃娃菜上即可。

功效 娃娃菜富含膳食纤维，可以促排便。另外还富含维生素 C 和锌，男性常吃有利于精子健康，搭配大蒜一起吃，可以增强免疫力，并有抗癌功效。

蛤蜊冬瓜汤

材料 蛤蜊肉 100 克，绿豆芽、冬瓜各 150 克。

调料 酱油、盐、鸡精各适量。

做法

❶ 绿豆芽择洗干净，掐去根部；冬瓜洗净（留皮），切块；蛤蜊肉洗净。

❷ 锅内加入适量清水，把冬瓜块、蛤蜊肉倒入锅内，先用大火煮沸，再用小火煲大约半小时。再将绿豆芽放入冬瓜汤内，再次煮沸，加入盐、鸡精、酱油调味即可。

功效 蛤蜊富含锌，与有利尿消肿功效的冬瓜一起炖汤，可以预防便秘、利水消肿、补脾益胃。除了这些，它还特别适合有泌尿系统感染的男性，可预防前列腺炎、尿道炎以及急慢性肾炎。

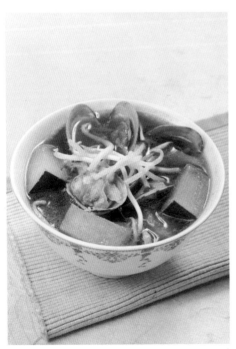

女性肠胃最怕冷，瘦身节食要有度

　　肠道是人体消化系统的一部分，对人体健康非常重要，而很多女性为了"曲线美"，为保持良好的体型，经常减肥节食，以致出现胃肠疾病，给女性健康带来很大挑战。

女性肠胃虚弱的原因

　　女性出现肠胃虚弱除了节食之外，还有很多影响因素，如天气变冷、压力过大、劳累、情绪不稳等，时间一长，容易损伤肠胃，造成身体抵抗力下降，加上很多女性本身体质偏寒，因此容易造成胃肠道功能受损。一般会表现为易疲劳、腹部肥胖、四肢发凉、大便稀薄，或者出现四肢水肿、怕冷、白带异常等症状。

调理要点

　　1.规律饮食，三餐定时定量，不暴饮暴食，不偏食。
　　2.荤素合理搭配，多吃新鲜蔬果、豆类等，满足身体需要的同时，还可避免便秘的产生。
　　3.保持良好的情绪，注意调整自己的心情，不过忧过喜。
　　4.注意保暖，避免受凉，胃部发冷可以服用生姜茶来缓解。

饮食原则

孕产期饮食原则

孕期

　　1.饮食宜清淡。特别是孕早期，很多孕妈妈胃口不佳，甚至反胃、呕吐，此时宜吃些清淡、易消化且能减轻呕吐症状的食物，如米饭、烤面包、苏打饼干等。比较干的食物能减轻恶心、呕吐症状。但感觉舒适时，要及时补充多汤汁的食物，以补充因呕吐失去的水分。

2. 少食多餐。怀孕以后，子宫不断增大会逐渐挤压胃部，尤其孕晚期会明显感觉胃部不适，而少食多餐可有效减轻胃部不适，也利于肠胃的吸收。

3. 多吃新鲜的蔬果。孕期吃些新鲜蔬果不仅可以开胃、增进食欲，还可以补充膳食纤维、维生素和矿物质，预防便秘。

4. 多喝温水。孕期每天至少喝 1500 毫升温水，可以促进排便，预防孕期便秘。

产后

1. 少食多餐，每日 5~6 餐。产后肠胃功能减弱，蠕动缓慢，如一次进食过多过饱，会增加肠胃负担。而少食多餐不仅有利于食物的消化吸收，还能保证摄入更多的营养。

2. 食物多样化，荤素搭配要合理。如果吃过多的油腻食物，如浓鸡汤、猪蹄等，不利于肠胃的消化；如果不吃蔬果，会造成维生素和膳食纤维摄入过少，容易引起便秘、上火等，对哺乳也不利。

3. 清淡少油，保证营养。产后既要恢复体力又要哺乳，因此，产妇的饮食要清淡少油，以利于肠胃的消化吸收，同时增加鱼、瘦肉、蛋、奶、海产品的摄入，以补充各种营养素，为婴儿提供优质的母乳。

4. 烹调时宜多采用蒸、炖、焖、煮等方法。这些烹饪方法用油少，且菜肴比较软烂，利于产后虚弱的肠胃消化吸收。

更年期饮食原则

一般女性在 45~55 岁会进入更年期。更年期的人在生理、情绪、心理等方面都会发生很大变化，加之肠胃功能正在逐渐减退，一旦饮食不当，就会导致消化吸收功能紊乱，引发一系列的肠胃疾病。

1. 多吃富含优质蛋白质的食物。如瘦肉、鱼类、蛋类、奶类、大豆及豆制品等多吃一些，有助于缓解更年期各种不适症状。

2. 多吃富含膳食纤维和维生素的食物。如粗杂粮、新鲜蔬果等，具有促进食欲、润肠通便的作用，可有效改善更年期食欲不振、消化不良、便秘等症状。

3. 养成良好的饮食习惯。每天定时定量用餐，细嚼慢咽，不暴饮暴食，以保护肠胃的健康。

4. 尽量减少高脂、高糖、高盐、酒、咖啡等食物的摄入。这些食物都会对肠胃造成不同程度的损伤，容易引发多种肠胃病。

山药香菇鸡

材料　山药 150 克，鸡肉 100 克。

调料　鲜香菇 2 朵，料酒、酱油、盐、糖各适量。

做法

❶ 山药洗净去皮，切厚片；香菇去蒂，切小块；鸡肉洗净，剁成小块，放入沸水中焯去血水，然后洗净沥干水分。

❷ 将鸡肉块放入锅内，加入料酒、酱油、盐、糖和适量清水，并放入香菇同煮，大火烧沸后改小火继续炖 10 分钟，然后加入山药至煮熟，收至汤汁稍干即可。

功效　山药含有淀粉酶，有利于肠胃消化吸收，与营养丰富的香菇及鸡肉搭配，更适合肠胃不好的孕妈妈。

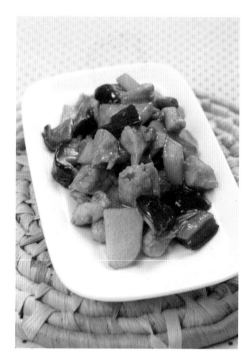

香蕉土豆泥

材料　香蕉 200 克，土豆 50 克。

调料　蜂蜜适量。

做法

❶ 香蕉去皮，将果肉捣碎；土豆洗净，去皮。

❷ 将整个土豆放入蒸锅内，隔水蒸熟，取出压成泥状，放凉备用。

❸ 将香蕉泥与土豆泥混合，淋上蜂蜜即可。

功效　香蕉和土豆都含有丰富的叶酸，对胎儿血管、神经的发育有很好的帮助。另外，蜂蜜和香蕉都有一定的润肠功效，可改善孕期便秘。

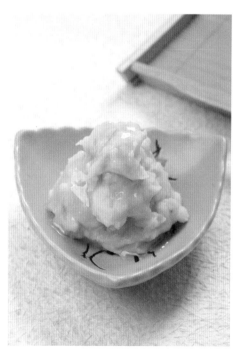

第七章　高招养肠道，不同人群有不同

动动脚趾，让肠胃强大起来

操作方法

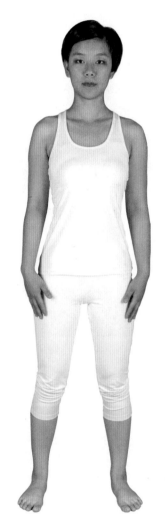

1 取站位或坐位姿势，将两脚放平，紧贴地面，与肩同宽，凝神静气。

注意事项

中医学认为，第2、第3趾是足阳明胃经的循行部位。脾胃功能弱者如果经常活动第2、第3趾，可以疏通经络。

2 连续做足趾抓地的动作50~80次。

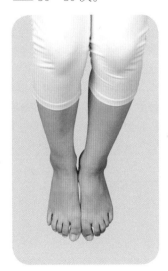

功效： 从经络循行上看，脾经起于大脚趾内侧端，而胃经则是在脚趾的第2趾和第3趾之间通过，而对脾胃病有辅助治疗作用的内庭穴也在这一部位。经常活动脚趾，脾、胃二经会得到按摩，肠胃功能自然会加强。

老年人身体功能退化，
肠道保健讲究多

中年以后，随着年龄的增长，人体各方面的功能开始下降，肠胃功能自然不例外，也会日益衰退，如果不注意养护和调理，不但会导致肠胃出现问题，继而出现其他系统的疾病。

老年人肠道虚弱的原因

老年人肠道功能下降，同时还会伴有饮食不当、营养吸收不良、各脏腑功能失调及睡眠困难等，这些因素相互作用导致肠道更加虚弱。一般会表现为厌食、食欲下降、胃部易饱胀、少气懒言、口臭、大便干燥以及身体倦怠、面色发黄、免疫力下降等多种症状。

调理要点

1. 饮食宜清淡、易消化，少油腻。
2. 注意补充维生素和钙质，增加新鲜蔬果的摄入量，以提高自身的免疫力。
3. 适当多喝些酸奶，增加体内益生菌的水平，改善肠胃道的蠕动功能。
4. 饮食不要过凉、过热，以避免伤及肠胃黏膜。
5. 适当运动，促进消化和气血流通。

饮食原则

食物要粗细搭配，易于消化

老年人的消化功能、咀嚼能力都较弱，所以食物应细、软、松，既给牙齿咀嚼的机会，又便于消化。但食物不宜过精，应该粗细粮搭配，例如将燕麦、玉米与大米、小麦等混着吃。

多吃高蛋白、低脂肪的食物

鱼肉、去皮鸡肉、蛋类、豆制品等食物富含优质蛋白质，老年人可适量食用。为减少脂肪的摄入量，老年人宜吃植物油，少吃肥肉及动物油，以减轻肠胃负担。

适当多吃些新鲜蔬果

新鲜蔬果含较多的膳食纤维、维生素和矿物质，可以促进食欲，帮助消化吸收，润肠通便。

多吃温热、清淡的食物，少吃生冷、过咸的食物

老年人多喜暖怕凉，故应吃温热的食物，不可过多食用生冷的食物；吃得太咸会刺激胃黏膜，所以老年人宜减少盐的摄入量，每日盐摄入量最好控制在 5 克以内。

多饮水

体内缺水会使唾液、胆汁、胃液等消化液的分泌量减少，发生消化功能障碍。因此，老年人应该养成多喝水的习惯，坚持每天饮水 1500~1700 毫升，并在每天清晨和睡前适量饮用温开水。

· 食谱推荐

姜汁红薯条

材料　红薯 300 克，胡萝卜 50 克。
调料　生姜、香油、盐、鸡精、糖、葱花各
　　　　适量。

做法

❶ 红薯去皮，洗净，切粗条；胡萝卜去皮洗净，切粗条；生姜去皮，切末，捣出姜汁，加盐、鸡精、糖、香油调成调味汁备用。

❷ 锅内放入适量水煮沸，放入红薯条、胡萝卜条煮熟，捞出沥水，码入深盘中，将调味汁淋到红薯条、胡萝卜条上，再撒上葱花即可。

功效　红薯可抑制胆固醇沉积，保持血管弹性，还富含膳食纤维，可预防老年性便秘。

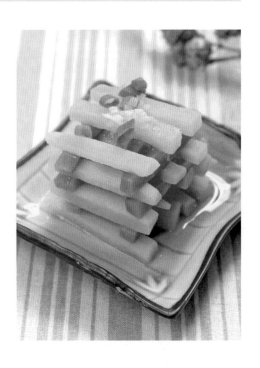

让肠道活跃起来扭扭腰就管用

生命在于运动，老年人运动少会导致胃肠道血液流通不畅，继而不利于其功能的正常调节。扭腰运动可促进肠蠕动，简单便捷，不受场所限制，但刚刚吃饱饭不要做。

操作方法

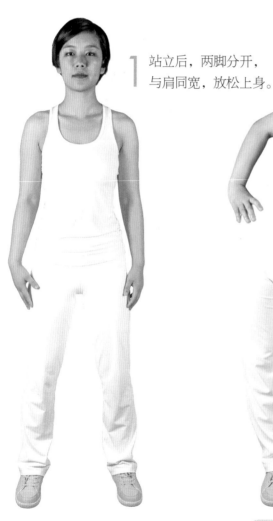

1 站立后，两脚分开，与肩同宽，放松上身。

2 将腰部最大限度地转向一侧，然后再转回来，再转向另一侧，如此反复。

功效：扭腰可以对腹腔内的肠道进行挤压，促进肠道蠕动。对便秘、失眠都有好处。

注意事项

每天早、中、晚各做1次，每次100下。尤其适合肠胃功能不佳者做。

消化能力弱者、老人、儿童
如何吃五谷杂粮

肠胃不好、消化能力差的人
多吃发酵面食

俗话说"胃不好多吃面，少吃米"，这种说法有一定道理但不够全面。因为吃面食能养胃，但面食是否易消化，跟加工方式有很大关系。肠胃不好、消化不良的人适合常吃发酵面食。

酵母含有多种维生素、矿物质和酶。经过酵母发酵制作的馒头、面包、包子等所含的营养成分比面条等没有经过发酵的面食要高出许多，而且更有利于人体消化，还能中和多余胃酸，养护肠胃。

但是发酵面食最好选用酵母，而不要用小苏打，小苏打不仅不能提高面粉的营养价值，反而会破坏面粉中的 B 族维生素。

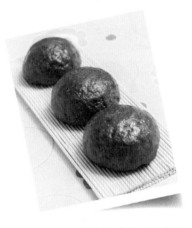

黑米面和小麦粉发酵后，制成黑面馒头，粗细搭配，热量非常低，能促进肠道蠕动，预防便秘，还有助于稳定餐后血糖。

老人、儿童可以用五谷杂粮
打米糊

老人和儿童消化能力相对较弱，打制米糊是一种比较好的摄入粗杂粮的方法。米糊可生胃津、健脾胃、补虚损，特别是它经过精细粉碎而形成的细腻糊状，口感顺滑、米味香醇，易于消化吸收。对于老人、儿童、体弱者以及消化吸收功能较差者十分有益。

米糊制作方便，将谷物放入米糊机或豆浆机中，加入适量水，按下"米糊"键后，30 分钟内即可得到黏稠美味的米糊。此外，还可根据个人喜好加些坚果等。

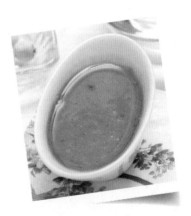

大米 + 小米 + 南瓜
健脾胃、排毒

大米 + 红豆 + 莲子
除湿、养颜

附录　四季饮食注意要点

春季：少酸多甘，清火养胃喝靓汤

春季易肝火旺盛，伤脾

春季天气开始变暖，人体阳气生发，新陈代谢和血液循环加速，肝活动量也在增加，容易肝火旺盛。而且春季草木勃发，肝五行属木，是功能最旺盛的时期。

肝功能旺盛可能会导致肝失疏泄，引发肝火过旺，继而会克制脾胃，引起脾胃虚亏，所以春季容易出现食欲缺乏、消化不良、脾胃失调等病症。

少酸多甘，抑肝火，调脾脏

想要保证身体的健康和脏腑的协调，就需要调理肝脾，提高脾胃功能，以此来缓解和抑制肝火。饮食要少酸多甘，因为甘味入脾，可以提高脾功能，有助于缓解肝阳上亢对脾胃造成的伤害。平时要少吃油腻辛辣食物，防止助长肝火，伤害脾胃。另外，饮食宜温热、软烂、清淡。

夏季：胃健康多吃苦味食物

夏季暑热湿邪侵袭

夏季天气炎热，人容易浑身没劲、头晕脑涨、食欲下降，这是湿邪侵袭所致。而人体的胃脾喜燥恶湿，脾遇湿就容易受伤，而脾胃相表里，脾不好，也会影响胃。这就是为何夏季容易出现没有胃口的原因。此外，脾主运化，脾不能正常工作后，就会影响营养物质运送到大脑等重要器官的顺利进行，继而容易出现头晕、乏力等症状。

多吃苦味食物，既养心又健脾胃

苦味食物中所含的生物碱能有效地消暑清热、促进血液循环、舒张血管，如苦瓜、苦菜等，不但可以增进食欲、健脾养胃，对心脏功能也很有益处。

夏季不可因为天气热而贪凉，虽然雪糕、冷饮等能消热解暑、止渴提神，但是要适可而止，过凉会使胃黏膜血管收缩，胃液分泌减少，引起食欲下降和消化不良，久而久之会伤及脾胃。另外，清淡的食物能开胃解暑，如绿豆粥、荷叶粥等都是不错的选择。

秋季：温润肠胃滋阳护阴

秋季脾胃易受伤

秋季天气转凉，人的食欲逐渐旺盛起来，这造成很多人盲目"贴秋膘"，给脾胃带来较大的负担，容易引起消化不良、腹胀、腹泻、溃疡等多种脾胃疾病。另外需要注意的是，秋季气候干燥，易伤阴。所以，秋季饮食既要健脾养胃，又要养阴、防"秋燥"。

秋季宜滋阴润燥少辛辣

秋季多吃滋阴润燥的食物，如银耳、百合、甘蔗、糯米、蜂蜜等，可起到滋阴、清热、健脾、润燥的作用，预防和对抗秋燥。但食补要适量，不可盲目，避免因饮食不当而造成脂肪堆积、能量过剩，损害脾胃健康。

另外，秋季宜少吃辛辣燥热的食物。秋季人体易上火，而葱、姜、蒜、辣椒等辛辣燥热食物，会使胃火更盛，继而导致体内的湿邪无法排出，易导致消化不良、便秘等肠胃疾病。另外，一定要多喝水，这是防"秋燥"，养肠胃必不可少的方法。

冬季：多吃温热性食物，甘润饮食保阳气

冬季进补先养脾胃

冬季是进补的好时节，但进补前，最好先健脾胃。因为冬季进补的食物，大都比较滋腻，偏温补。如果脾胃功能差，建议先调脾胃再进补，这样能避免吃进去的东西不被身体消化吸收。

冬季宜吃温热的食物

冬季天气寒冷，因此饮食宜适当多吃温热性的食物，如羊肉、桂圆、栗子、红枣等，既能暖胃护胃，还可提高人体耐寒和抗病能力。脂肪能够提供足够多的热量，帮助机体抗寒，但是脂肪摄入要适度，避免导致脂肪堆积，加重肠胃负担。瘦肉、鸡蛋、鱼类、乳类、豆类及豆制品脂肪含量较低，且富含优质蛋白质和必需氨基酸，易被人体消化吸收，是不错的选择。另外，冬季要注意及时补充维生素。因为寒冷的气候会加速体内维生素的代谢。动物肝、胡萝卜、南瓜等富含维生素A的食物，能增强脾胃的耐寒能力。圆白菜、绿豆芽、油菜等富含维生素C的食物，可以提高脾胃对寒冷的适应能力。